Nutrição

PARA LEIGOS®

Tradução da 4ª Edição

Edição de Bolso

Nutrição para Leigos®

Tradução da 4ª Edição
Edição de Bolso

por Carol Ann Rinzler

ALTA BOOKS
EDITORA
Rio de Janeiro, 2014

Impresso no Brasil — 1ª Edição, 2014

Produção Editorial
Editora Alta Books

Gerência Editorial
Anderson Vieira

Editoria Nacional
Cristiane Santos
Daniel Siqueira
Livia Brazil

Supervisão Gráfica
Angel Cabeza

Supervisão de Qualidade Editorial
Sergio Luiz de Souza

Supervisão de Texto
Jaciara Lima

Conselho de Qualidade Editorial
Angel Cabeza
Jaciara Lima
Natália Gonçalves
Sergio Luiz de Souza

Design Editorial
Auleriano Messias
Aurélio Corrêa

Marketing e Promoção
marketing@altabooks.com.br

Tradução
Carla Cabrera

Revisão Técnica
Livia Zeitone
Graduada em Nutrição pela UVA e Pós-Graduada em Terapia Nutricional e Nutrição Clínica pelo Ganep

Revisão Gramatical
Wendy Campos

Diagramação
Joyce Matos

Dados Internacionais de Catalogação na Publicação (CIP)

R584n Rinzler, Carol Ann.
Nutrição para leigos edição de bolso / por Carol Ann Rinzler – Rio de Janeiro, RJ : Alta Books, 2014.
248 p. : il. ; 17 cm – (Para leigos)

Tradução de: Nutrition for Dummies (4. ed.).
ISBN 978-85-7608-792-2

1. Nutrição. 2. Alimentos - Saúde. 3. Alimentos - Medicina. I. Título. II. Série.

CDU 613.2
CDD 613.2

Índice para catálogo sistemático:
1. Nutrição 613.2

(Bibliotecária responsável: Sabrina Leal Araujo – CRB 10/1507)

ALTA BOOKS
EDITORA

Rua Viúva Cláudio, 291 – Bairro Industrial do Jacaré
CEP: 20970-031 – Rio de Janeiro
Tels.: 21 3278-8069/8419 Fax: 21 3277-1253
www.altabooks.com.br – e-mail: altabooks@altabooks.com.br
www.facebook.com/altabooks – www.twitter.com/alta_books

Dedicatória

Dedico este livro ao meu marido, Perry Luntz, um colega escritor que, como sempre, foi paciente como um santo e calmo além da conta enquanto eu corria de forma confusa, e nem sempre agradável, para cumprir o prazo de entrega.

Agradecimentos do Autor

Esta nova edição de *Nutrição Para Leigos, Tradução da 4ª Edição* me deu a oportunidade de trabalhar com mais um grupo de profissionais encantadores no grupo *For Dummies* da *Wiley Publishing*. O editor de aquisições, Michael Lewis, recebeu com entusiasmo a nova edição e manteve o projeto com tranquilidade. A editora de projetos sênior, Natalie Harris, foi muito reconfortante comigo, sem mencionar que estava no comando de centenas ou milhares de detalhes que fazem parte da atualização de um livro de nutrição. Aprecio Danielle Voirol, talvez mais do que ela mesma saiba. Escritores de medicina e ciência entendem muito bem que sem profissionais de copidesque habilidosos e sábios, estaríamos escalando montanhas todos os dias de nossas vidas de escritores. E por último, sou muito grata a Alfred Bushway, PhD, por mais uma vez ler e comentar o manuscrito. Obrigada a todos.

Sumário

Sumário

Introdução

Este livro é uma adaptação do livro *Nutrição Para Leigos, Tradução da 4ª Edição* e foi projetado para acabar com a guerra entre o que é necessário para uma boa nutrição e a tentação de uma refeição saborosa. Na verdade, (leia bem!) o que é bom para a saúde também pode ser saboroso e vice-versa.

Sobre Este Livro

Nutrição Para Leigos, Tradução da 4ª Edição — Edição de Bolso não tem como objetivo lhe mandar de volta para a sala de aula, sentá-lo e fazê-lo anotar o que deve colocar na mesa todos os dias, de hoje até seus 104 anos de idade. Este é um livro de referência, portanto, não é necessário memorizar nada: quando quiser mais informações, basta procurar na parte que quiser.

Em vez disso, o objetivo deste livro é fornecer as informações necessárias para fazer escolhas alimentares sábias, o que significa escolhas que agradem ao paladar e à alma, mas também ao corpo. Uma parte do que está aqui é muito básico: definições de vitaminas, minerais, proteínas, gorduras, carboidratos e — acredite — a boa e velha água. Também há dicas de como montar uma lista de compras nutritivas e como usar os alimentos para preparar refeições que lhe darão água na boca.

Convenções Usadas Neste Livro

As seguintes convenções são usadas durante o texto para mantê-lo consistente e fácil de entender:

- Todos os endereços de sites aparecem em `Courier New`.
- Os termos novos aparecem em *itálico* e são seguidos por uma definição fácil de ser entendida.
- O **negrito** é usado para destacar as partes de ação de passos numerados, assim como palavras-chave em listas com marcadores.
- Especialistas em nutrição muitas vezes usam termos métricos como grama, miligrama e micrograma para descrever quantidades de proteínas, gorduras, carboidratos, vitaminas, minerais e outros nutrientes.

Penso que...

Cada livro é escrito tendo um leitor em particular na mente e este não é diferente. Enquanto escrevia este livro, fiz algumas suposições sobre quem seria o leitor e porque gastaria seu dinheiro suado por um livro inteiro sobre nutrição:

- Não estudou nutrição na escola ou na universidade e agora descobriu que terá mais chances de se manter saudável se souber como montar refeições balanceadas e nutritivas.
- Está confuso sobre os diversos conselhos sobre vitaminas, minerais, proteínas, gorduras e carboidratos. Em outras palavras, você precisa de um mapa confiável para transitar entre o labirinto de nutrientes.
- Você gostaria de ter informações básicas, mas não deseja se tornar um especialista em nutrição ou gastar horas tentando ler livros médicos ou textos acadêmicos.

Ícones Usados Neste Livro

Os ícones são úteis nos livros Para Leigos para chamar sua atenção sobre alguma informação em particular. Existem muitas variedades de ícones, cada um tendo um significado especial:

A nutrição está cheia de coisas que "todo mundo sabe". Estes maravilhosos ícones mascarados trazem a verdade sobre estes "mitos".

Este garotinho parece esperto porque está indicando definições das palavras usadas por especialistas de nutrição.

O ícone oficial diz: "Aqui estão estudos científicos, estatísticas, definições e recomendações usadas para criar políticas padrões de nutrição".

O mesmo garoto esperto está indicando explicações curtas e claras de termos técnicos e processos: detalhes que são interessantes, mas não necessariamente importantes para que entenda um assunto. Em outras palavras, pule-os se quiser, mas tente ler alguns primeiro.

Estas são informações que economizam tempo e estresse e que você pode usar para melhorar sua dieta e sua saúde.

Este é um ícone para que tome cuidado, um alerta para as armadilhas nutricionais como (oops!) deixar a pele no frango, transformando um alimento com baixo teor de gordura em seu oposto: muitas gorduras e colesterol. Este ícone também o avisa sobre os perigos físicos, como quais suplementos evitar, pois podem causar mais danos que benefícios à sua saúde.

De Lá para Cá, Daqui para Lá

Os livros Para Leigos não são lineares. De fato, é possível mergulhar na informação sem seguir uma ordem e ainda entender o que está lendo. Por exemplo, se sua paixão são os carboidratos, vá direto ao Capítulo 8. Se quiser aprender como escolher a partir de um cardápio quando for comer fora, pule para o Capítulo 18. Se sempre foi fascinado pelo processamento de alimentos, então sua escolha é o Capítulo 19. Você pode usar o sumário para encontrar uma grande gama de categorias de informação para buscar temas mais específicos.

Se não tem certeza para onde deveria ir, por que não começar pelo começo: a Parte I? Esta parte traz as informações básicas necessárias para entender a nutrição e aponta os lugares onde poderá encontrar informações mais detalhadas.

Parte I

Os Fatos Básicos Sobre Nutrição

A 5ª Onda Por Richard Tennant

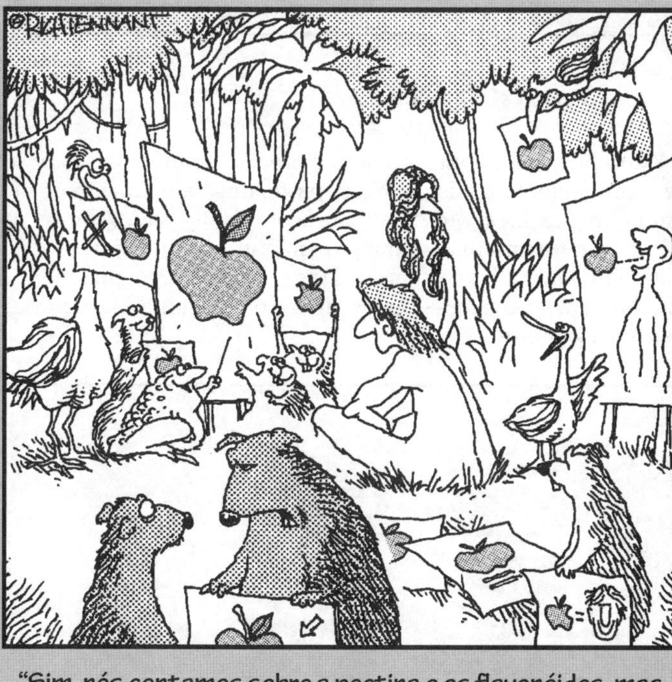

"Sim, nós contamos sobre a pectina e os flavonóides, mas eles parecem ser um pouco lentos para aprender. Talvez se os deixarmos um pouco sozinhos com a serpente..."

Nesta parte...

Para lidar bem com a comida é preciso ter um bom conhecimento básico. Nesta parte, trago a definição de nutrição e explicações detalhadas sobre a digestão (como seu corpo transforma o alimento em nutrientes). Explico, também, porque as calorias são úteis e estabeleço um guia inicial para suas necessidades diárias de vitaminas, minerais e outros nutrientes.

Capítulo 1

Afinal, O que É Nutrição?

Neste Capítulo

- Explorando porque a nutrição é importante
- Determinando o valor dos alimentos
- Localizando fontes confiáveis sobre informações nutricionais
- Descobrindo como ler e questionar um estudo nutricional

Bem vindo a bordo! Você está prestes a começar a sua própria viagem fantástica. Ao ler, capítulo por capítulo, você acompanhará o caminho que os alimentos (comida e bebida) percorrem, desde o seu prato até a boca, passando pelo trato digestivo e chegando a cada tecido e célula. Ao longo do caminho, terá a oportunidade de ver como os órgãos e sistemas funcionam. Observará em primeira mão porque algumas comidas e bebidas são essenciais para a sua saúde. E descobrirá como organizar a dieta para que possa ter a maior quantidade possível de nutrientes na sua festa de calorias. *Bon voyage!*

Nutrição = Vida

Em palavras técnicas, a nutrição é uma ciência que estuda como o corpo usa os alimentos. De fato, nutrição é vida. Todos os seres vivos, incluindo você, precisam de comida e água para viver. Além disso, é preciso que a comida seja boa, ou seja, com os nutrientes corretos para viver bem. Se não comer e beber comidas e bebidas nutritivas:

- Seus ossos podem entortar ou quebrar (falta de cálcio);
- Suas gengivas podem sangrar (falta de vitamina C);
- Seu sangue pode diminuir o transporte de oxigênio para cada célula (falta de ferro).

Compreender como uma boa nutrição o protege contra qualquer dessas terríveis consequências requer uma familiaridade com a linguagem e os conceitos da nutrição. Conhecer um pouco de química básica ajuda (não entre em pânico: a química pode ser muito fácil quando se lê em linguagem comum). Um pouco de sociologia e psicologia também pode ser útil, pois ainda que a nutrição seja, na maior parte do tempo, uma ciência que estuda como a comida se transforma e sustenta o seu corpo, a nutrição também diz respeito às tradições culturais e diferenças individuais que explicam as escolhas das suas comidas favoritas.

Para resumir tudo: a nutrição é uma ciência que explica porque você come o que come e como a comida assimilada afeta o seu corpo e sua saúde.

Princípios básicos: Energia e nutrientes

A primeira tarefa da nutrição é tentar compreender quais comidas e bebidas, e em quais quantidades, fornecem energia e material necessários para construir e manter cada órgão e sistema. Para isso, a nutrição se concentra nos dois atributos básicos dos alimentos: energia e nutrientes.

Energia dos alimentos

A energia é a habilidade de realizar tarefas. Na prática, cada pedaço de comida dá energia, mesmo quando não tem bons nutrientes. A quantidade de energia dos alimentos é medida em calorias, a quantidade de calor produzida quando os alimentos são queimados (metabolizados) dentro das células do seu organismo. É possível ler tudo sobre calorias no Capítulo 3. Mas agora, tudo o que precisa saber é que a comida é o combustível que move o seu corpo. Sem comida, não há energia.

Nutrientes nos alimentos

Os nutrientes são substâncias químicas que o seu corpo usa para construir, manter e reparar tecidos. Eles também dão poder às células para enviarem mensagens para processar reações químicas essenciais, como aquelas que possibilitam que você:

- Respire
- Movimente-se
- Elimine resíduos
- Pense
- Veja
- Escute
- Cheire
- Saboreie

Os alimentos fornecem dois tipos diferentes de grupos de nutrientes:

- **Macronutrientes (macro = grande):** proteínas, gorduras, carboidratos e água;
- **Micronutrientes (micro = pequeno):** vitaminas e minerais.

Qual é a diferença entre estes dois grupos? A quantidade necessária a cada dia. As necessidades diárias para macronutrientes, em geral, passam de um grama.

As necessidades diárias de micronutrientes são muito menores. Por exemplo, a recomendação de ingestão diária para a vitamina C é medida em miligramas (1/1.000 de grama), enquanto que a recomendação de ingestão diária para a vitamina D, vitamina B12 e ácido fólico são até mesmo menores e medidas em microgramas (1/1.000.000 de grama). Você pode encontrar mais informações sobre a recomendação de ingestão diária, incluindo como ela varia entre pessoas de idades diferentes, no Capítulo 4.

O que é um nutriente essencial?

Uma pessoa de bom senso poderá pensar que um nutriente essencial é aquele necessário para sustentar um corpo saudável. Porém, quem disse que uma pessoa comum pensa como um nutricionista? Em jargão nutricional, um nutriente essencial é algo muito especial:

- **Um ingrediente essencial não pode ser produzido pelo corpo.** Os nutrientes essenciais precisam ser obtidos a partir de alimentos ou de suplementos nutricionais.

- **Um nutriente essencial está ligado a uma doença por deficiência muito específica.** Por exemplo, as pessoas que não ingerem proteínas durante períodos prolongados desenvolvem uma doença causada pela sua deficiência, chamada de *kwashiorkor*. Aqueles que não conseguem quantidade suficiente de vitamina C desenvolvem uma doença pela deficiência, chamada de escorbuto. Uma dieta rica em nutrientes essenciais cura a doença por deficiência, mas é necessário o nutriente correto. Em outras palavras, não é possível curar uma deficiência de proteína com quantidades extras de vitamina C.

Os nutrientes essenciais para os seres humanos incluem muitas vitaminas e minerais conhecidos, vários aminoácidos (os chamados blocos construtores de proteínas) e ao menos dois ácidos graxos. Para mais informações sobre os nutrientes essenciais, leia os Capítulos 6, 7, 10 e 11.

Outras substâncias interessantes nos alimentos

A última descoberta no céu da nutrição foi feita pelos fitoquímicos. Fito é uma palavra grega que significa plantas, portanto, fitoquímicos significa (sim, você adivinhou), química das plantas. Ainda que este grupo de nome comprido possa parecer novo para você, alguns deles já são conhecidos por você. As vitaminas são fitoquímicos. Os pigmentos como o betacaroteno, o corante amarelo intenso presente em frutas e vegetais e que seu corpo transforma em vitamina A, são fitoquímicos.

E depois, estão os fitoestrógenos, elementos químicos parecidos com hormônios que alcançaram a fama quando foi sugerido que uma dieta com altas concentrações de fitoestrógenos, como as isoflavonas presentes na soja, pudesse baixar os riscos de uma doença cardíaca e reduzir a incidência de câncer no sistema reprodutor (cânceres de mama, ovários, útero e próstata). Os estudos mais recentes sugerem que os fitoestrógenos possam ter alguns problemas neles mesmos, portanto, falaremos mais sobre isso em breve.

Você é o que você come

Aposto que já escutou isso antes. Mas vale a pena repetir, pois o corpo humano realmente está construído pelos nutrientes que capta dos alimentos: água, proteínas, carboidratos, vitaminas e minerais. Em média, quando nos pesamos na balança:

- Aproximadamente 60% do seu peso é água;
- Aproximadamente 20% do seu peso é gordura;
- Aproximadamente 20% do seu peso é uma combinação de proteínas (em especial, aquelas presentes nos músculos), carboidratos, minerais e vitaminas.

DICA

Uma maneira fácil para lembrar a porcentagem de água, gordura, proteína e outros nutrientes do corpo é pensar na regra do 60-20-20.

Seu estado nutricional

DISCURSO NUTRICIONAL

O estado nutricional é uma frase que descreve o estado de saúde relacionado à dieta. Por exemplo, alguém que esteja passando fome não recebe os nutrientes e calorias necessárias para um bom estado de saúde. Diz-se que essas pessoas estão desnutridas (des = mal), o que significa que seu estado nutricional é, colocando de maneira gentil, nada bom. A desnutrição pode ser causada por:

- **Uma dieta que não forneça comida suficiente.** Esta situação pode ocorrer em tempos de escassez, pela inanição voluntária devido a transtornos alimentares ou porque algo na vida está perturbando o apetite.
- **Uma dieta que, embora seja adequada em energia, é deficiente em um nutriente específico.** Este tipo de inadequação nutricional pode levar a uma doença por deficiência, como beribéri, uma doença causada pela falta de vitamina B1 (tiamina).

- **Um transtorno metabólico ou condição de saúde que evita que o corpo absorva nutrientes específicos, como carboidratos ou proteínas.** Um exemplo comum é a diabetes, que é a inabilidade de produzir insulina suficiente, o hormônio que seu corpo utiliza para metabolizar carboidratos. Outro exemplo é a doença celíaca, uma condição que torna impossível para o corpo digerir glúten, uma proteína encontrada no trigo. Precisa de mais informações sobre diabetes ou doença celíaca? Leia: *Diabetes Para Leigos* e *Vivendo Sem Glúten Para Leigos, Tradução da 2ª Edição*, ambos publicados pela Editora Alta Books.

Médicos e nutricionistas possuem muitas ferramentas para medir o seu estado nutricional. Por exemplo, eles podem:

- Revisar o seu histórico médico e verificar se há alguma condição (como dentaduras) que possa dificultar a ingestão de alguns alimentos ou interferir na sua habilidade para absorver os nutrientes.
- Realizar um exame físico para procurar sinais óbvios de uma deficiência nutricional, como cabelos e visão enfraquecidos (falta de vitaminas), má postura (falta de cálcio para proteger os ossos da coluna vertebral), magreza extrema (falta de comida) ou uma doença oculta.
- Pedir exames laboratoriais e exames de urina que possam identificar sinais recentes de desnutrição, como a falta de glóbulos vermelhos, que caracteriza anemia causada por deficiência de ferro.

Em cada estágio da vida, o objetivo de uma boa dieta é manter um estado nutricional saudável.

Encaixando os alimentos dentro da saúde do peito

Os alimentos são os remédios para o corpo e para a alma. Boas refeições fazem bons amigos e as pesquisas mais recentes demonstram as virtudes, não só do caldo de galinha da vovó, mas também de compostos sulfúricos saudáveis para o coração, presentes no alho e nas cebolas, nas fibras alimentares anticolesterol, nos grãos e feijões, no cálcio construtor de ossos, no leite, nas verduras e nos estimuladores do humor: café, chá e chocolate.

É claro, os alimentos também oferecem alguns riscos: alergias e intolerâncias alimentares, interações entre remédios, alimentos e substâncias prejudiciais, como as temidas gorduras saturadas e gorduras trans (rápido, leia o Capítulo 7!). Em outras palavras, construir uma dieta saudável pode significar costurar escolhas de alimentos para o seu próprio corpo em especial. Mas não há nada para se preocupar. Você consegue! Em especial depois de ler a Parte V. Um livro Para Leigos o deixaria desarmado? Nunca!

Encontrando a Informação Nutricional

Obter informações confiáveis sobre nutrição pode ser um desafio e tanto. Na maioria das vezes, a informação nutricional é fornecida por conversas em programas de rádio ou de televisão, notícias em jornais, revistas ou em uma variedade de livros de orientação nutricional e na Internet. Como saber se o que está lendo ou escutando é o correto?

Pessoas da nutrição

As pessoas que escrevem notícias sobre nutrição podem ser cientistas, repórteres ou apenas alguém que se deparou com uma nova teoria (alcachofras previnem câncer! Nunca coma cerejas e queijo na mesma refeição, vitamina C causa urticária) do tipo quanto mais bizarra, melhor. No entanto, muitos grupos estão dispostos a lhe dar informações que podem ser usadas com segurança. Por exemplo:

- **Cientistas de nutrição:** estas pessoas têm diplomas universitários (geralmente em química, biologia, bioquímica ou física) e estão envolvidos em pesquisas, lidando apenas com os efeitos dos alimentos em animais e seres humanos;

- **Pesquisadores em nutrição:** os pesquisadores podem ser cientistas em nutrição ou profissionais de outros campos, como medicina ou sociologia, cuja pesquisa, ou estudo, se concentra nos efeitos dos alimentos;
- **Nutricionistas:** estas pessoas se concentram no estudo da nutrição. No Brasil, nutricionistas devem possuir diploma em curso Superior e habilitação no conselho de nutrição.
- **Dietistas:** estas pessoas possuem diplomas técnicos em ciências da nutrição e alimentos, ou em supervisão de programas alimentares;
- **Repórteres de nutrição e escritores:** estas são pessoas que se especializam em dar informações médicas ou científicas sobre os alimentos. A maioria possui alguma formação científica para traduzir a informação técnica para uma linguagem que possa ser entendida por aqueles que não são cientistas, alguns podem ter tido treinamento como dietistas, nutricionistas ou cientistas em nutrição.

Capítulo 2

Digestão: A Fábrica de Comida 24 Horas

Neste Capítulo

- Conhecendo os órgãos do sistema digestório
- Seguindo a comida pelo corpo humano
- Absorção de nutrientes e o seu transporte pelo corpo

Quando você vê ou cheira algo apetitoso, seus órgãos do sistema digestório entram em ação. A sua boca saliva. O estômago contrai. As glândulas intestinais começam a secretar elementos químicos que transformam a comida em nutrientes que constroem tecidos novos e fornecem a energia necessária para mantê-lo em pé ao longo de dias, meses e anos.

Este capítulo é uma introdução ao sistema digestório e uma explicação precisa de como o corpo humano digere os muitos tipos de comida enquanto extrai os nutrientes necessários para que você possa continuar a trabalhar.

Introdução ao Sistema Digestivo

O sistema digestivo pode não ganhar um Oscar ou um Emmy, mas, certamente, merece os seus aplausos pela habilidade de transformar alimentos complexos em nutrientes básicos. Estas ações não precisam de milhares de atores, mas de um grupo de órgãos do sistema digestório, cada um projetado para realizar um papel específico em um processo de duas partes. Continue a ler.

Os órgãos do sistema digestório

Ainda que tenha uma organização excessiva, o sistema digestório é, de maneira geral, um tubo comprido que começa na boca, continua pela garganta até o estômago e então continua pelos intestinos grosso e delgado, passando pelo reto e terminando no ânus.

No meio do caminho, com a ajuda do fígado, do pâncreas e da vesícula biliar, as partes úteis, digeríveis, de tudo o que foi comido são transformadas em compostos simples para que o corpo possa absorver com facilidade e assim queimar energia para construir um tecido novo. O resíduo indigerível é empacotado e eliminado como lixo.

A Figura 2-1 mostra as partes e órgãos do corpo que fazem parte do sistema digestório.

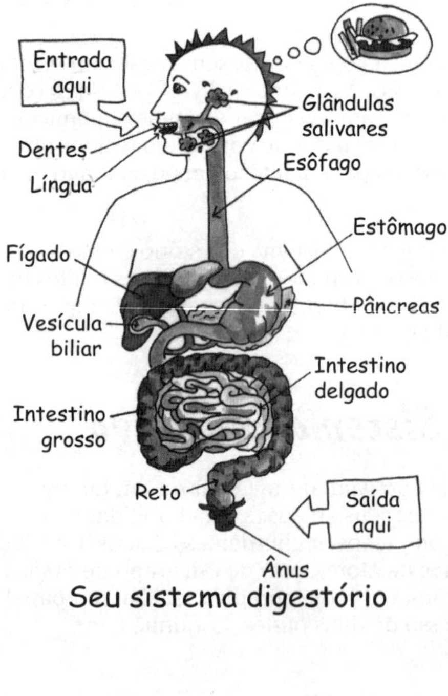

Seu sistema digestório

Digestão: Um processo em duas partes

A digestão é um processo em duas partes, metade mecânica e metade química:

- A digestão mecânica acontece na boca e no estômago. Seus dentes quebram os alimentos em pedaços pequenos para que possa engolir sem engasgar. No estômago, uma ação parecida continua quebrando os alimentos em partículas pequenas;
- A digestão química acontece em cada ponto do trato digestivo onde enzimas e outras substâncias, como o ácido clorídrico (proveniente das glândulas do estômago) e bile (proveniente do fígado), dissolvem os alimentos, liberando os nutrientes internos.

Como Nosso Corpo Digere os Alimentos

Cada órgão do sistema digestivo possui um papel específico no roteiro da digestão, mas o primeiro ato acontece em dois lugares que nunca são listados como sendo parte do trato digestivo: os olhos e o nariz.

Os olhos e o nariz

Quando olhamos comidas apetitosas, experimentamos um reflexo condicionado. Em outras palavras, seus pensamentos — "Uau! Isto parece ser bom" — estimulam o cérebro a dizer aos órgãos digestivos para que fiquem prontos para a ação.

O aroma irresistível de uma boa comida é transmitido por moléculas que voam da superfície da comida e se alojam na membrana das suas narinas. Estas moléculas estimulam as células receptoras presentes nos feixes do nervo olfativo, que se estendem do nariz até o cérebro. Quando as células receptoras se comunicam com o cérebro, é algo como: "Veja, tem coisa boa aqui!" — o cérebro manda uma mensagem estimulando a boca e o trato digestivo.

Em ambos os casos, olhos e nariz, os resultados são os mesmos: "Comece o fluxo de saliva", eles dizem. "Aqueça as glândulas estomacais". "Avisem ao intestino delgado". Em outras palavras, a visão e o cheiro da comida faz sua boca salivar e seu estômago se contrair em antecipação.

Mas espere! Digamos que você odeie o que vê ou cheira. Para alguns, mesmo pensar em fígado é suficiente para que tenham vontade de vomitar ou deixar o ambiente. Nesse ponto, seu corpo toma providências para protegê-lo, você vive uma reação de rejeição: uma reação similar àquelas exibidas pelos bebês quando recebem algo amargo ou azedo. A sua boca se contrai e o seu nariz se encolhe como se quisesse manter a comida e o odor dela o mais longe possível. A garganta contrai e o estômago revira: os músculos se contraem, não em alegre antecipação, mas em movimentos preparatórios para vomitar a comida não desejada. Não é um momento agradável.

A boca

Levante o garfo em direção à boca e os dentes e as glândulas salivares começam a ação. Os dentes mordem, moendo a comida, quebrando-a em pedaços pequenos. O resultado é:

- Você pode engolir sem engasgar.
- Você pode quebrar pacotes de fibras indigeríveis em porções comestíveis de comidas (frutas, vegetais e grãos integrais) para que as enzimas digestivas possam alcançar os nutrientes internos.

Ao mesmo tempo, as glândulas salivares presentes debaixo da língua e na parte traseira da boca secretam um líquido chamado saliva, que possui duas funções importantes:

- Umedecer e compactar a comida para que a língua possa empurrá-la para trás da boca e assim engolir, mandando a comida garganta abaixo, do esôfago até o estômago.
- Fornecer amilases, enzimas que começam a digestão de carboidratos complexos, os amidos, quebrando as moléculas de amido e transformando-as em açúcares comuns.

Nenhuma digestão proteica acontece na boca, mesmo que a saliva tenha quantidades pequenas de lípases linguais — enzimas quebradoras de gorduras secretadas pelas células na base da língua — no entanto, a quantidade é tão pequena que a digestão da gordura que acontece na boca é insignificante.

O estômago

Se pudéssemos colocar o trato digestivo sobre uma mesa, a maior parte pareceria um tubo simples e estreito. A exceção é o estômago, uma bolsa presente bem depois do esôfago.

Assim como a maior parte do tubo digestivo, o estômago está rodeado de fortes músculos cujas contrações rítmicas, chamadas de movimentos peristálticos, mexem a comida e transformam seu estômago em algo como um processador de alimentos, que quebra os pedaços de comida em partículas menores. Enquanto isso está acontecendo, as glândulas da parede do estômago começam a secretar sucos estomacais: uma mistura potente de enzimas, ácido clorídrico e muco.

Uma enzima estomacal, a álcool desidrogenase gástrica, digere pequenas quantidades de álcool, um nutriente incomum que pode ser absorvido diretamente para sua corrente sanguínea, mesmo após ter sido digerido.

Outras enzimas e sucos estomacais começam a digestão de proteínas e gorduras, separando-as em componentes básicos: aminoácidos e ácidos graxos.

Na maioria dos casos, a digestão de carboidratos dá uma parada brusca, embora temporária, no estômago, porque os sucos estomacais são tão ácidos que desativam as amilases, as enzimas que quebram os carboidratos complexos, partindo-os em açúcares. No entanto, o ácido estomacal pode quebrar alguns carboidratos, portanto, ocorre um pouco de digestão de carboidratos.

Algumas vezes, o seu estômago mistura os conteúdos, transformando-os em uma sopa grossa chamada de quimo (de *chymós*, a palavra grega para suco). Quando uma pequena quantidade de quimo passa do estômago em direção ao intestino delgado, a digestão de carboidratos termina e o corpo começa a extrair os nutrientes da comida.

O intestino delgado

Abra a sua mão e coloque-a espalmada contra o umbigo, com o polegar apontando para a cintura e o dedo mínimo apontando para baixo.

A sua mão está cobrindo a maior parte do pequeno espaço no qual o seu intestino delgado, de sete metros, está todo enrolado. Quando o quimo pastoso e meio digerido sai do estômago e chega a esta parte do tubo digestivo, um novo grupo de sucos gástricos é liberado. Isso inclui:

- *Enzimas pancreáticas e intestinais* que terminam a digestão de proteínas em aminoácidos;
- *Bile*, um líquido esverdeado, fabricado no fígado e armazenado na vesícula biliar, que permite que as gorduras se misturem com a água;
- *Sucos pancreáticos alcalinos* que tornam o quimo menos ácido para que as amilases, as enzimas que quebram os carboidratos, possam trabalhar, separando carboidratos complexos em açúcares simples;
- *Álcool desidrogenase intestinal,* capaz de digerir o álcool que ainda não tenha sido absorvido antes pela corrente sanguínea.

Enquanto estes produtos químicos estão trabalhando, as contrações do intestino delgado continuam movimentando a massa de comida através do tubo, para que o corpo possa absorver açúcares, aminoácidos, ácidos graxos, vitaminas e minerais pelas células presentes na parede intestinal.

PAPO DE ESPECIALISTA

O revestimento do intestino delgado é uma série de dobras cobertas com protuberâncias descritas como parecidas a dedos ou mamilos pequenos. O nome técnico para elas é vilosidade intestinal. Cada vilosidade está coberta com projeções menores chamadas de microvilosidades e cada uma delas está programada para aceitar um tipo específico de nutriente e nenhum outro.

Os nutrientes não são absorvidos por ordem de chegada ao intestino, mas de acordo com a rapidez que podem ser quebrados em partes básicas:

- Carboidratos: se separam com rapidez em unidades de açúcares simples e são absorvidos primeiro;
- Proteínas (como aminoácidos) são os próximos;
- Gorduras: são as que mais demoram a se quebrar em ácidos graxos e, assim, são as últimas. É por isso que uma refeição com alto teor de gordura o faz sentir-se mais satisfeito do que uma refeição com muitas verduras, que são na sua maioria carboidratos com baixo teor de gordura;
- As vitaminas solúveis em água são absorvidas antes do que as vitaminas solúveis em gorduras.

Após ter digerido a comida e absorvido os nutrientes através do intestino delgado:

- Aminoácidos, açúcares, vitamina C, vitaminas do complexo B, ferro, cálcio e magnésio são carregados através da corrente sanguínea até o fígado, sendo processados e enviados para o resto do corpo.
- Os ácidos graxos, colesterol e vitaminas A, D, E e K vão para o sistema linfático e para o sangue. Eles também vão para o fígado, são processados e, então, enviados para outras células do corpo.

DISCURSO NUTRICIONAL

Dentro das células, os ingredientes são metabolizados ou queimados para fornecer calor e energia ou usados para construir novos tecidos. O processo metabólico que lhe dá energia se chama catabolismo (de *katabole*, a palavra grega que significa abaixar). O processo metabólico que utiliza os nutrientes para construir tecidos novos é chamado de anabolismo (de *anabole*, palavra grega para levantar).

O intestino grosso

Após cada nutriente útil, além da água, ter sido retirado da comida, o resto, resíduos indigeríveis como fibras, será colocado no início do intestino grosso, uma área chamada de cólon. O trabalho essencial do cólon é absorver a água dessa mistura e, então, espremer o resto em um bolo compacto conhecido como fezes.

As fezes (cuja cor marrom se dá devido aos restos de pigmentos da bile) são compostas pelo material indigerível da comida, células que passaram pelo revestimento intestinal e bactérias, muitas bactérias. De fato, cerca de 30% de todo o peso das fezes é composto de bactérias. Não, as bactérias não são um sinal de que você está doente. Ao contrário, elas provam que você está saudável e bem. Estas bactérias são boas, são microorganismos que vivem em colônias permanentes no cólon, onde:

- Fabricam vitamina B12, que é absorvida através da parede do cólon.
- Produzem vitamina K, também absorvida pela parede do cólon.
- Quebram aminoácidos e produzem nitrogênio (o que dá às fezes o cheiro característico).
- Fazem a festa com os carboidratos complexos indigeríveis (fibras), excretando o gás que, algumas vezes, o deixa desconfortável ou o transforma em um pária social.

Quando as bactérias tiverem terminado, as fezes — talvez apenas um pequeno resíduo do banquete de ontem — passarão pelo reto para fora do corpo, através do ânus, mas não necessariamente de imediato: a digestão da refeição pode levar mais de um dia se completa.

Após isto, a digestão terá terminado.

Capítulo 3

Calorias: Os Energizantes

Neste Capítulo

- Descobrindo o que é uma caloria
- Entendendo como nem todas as calorias podem fornecer os mesmos nutrientes
- Explicando porque os homens precisam de mais calorias do que as mulheres
- Estimativa de um peso saudável

Os carros queimam gasolina para obter a energia necessária para se locomover. O seu corpo queima, metaboliza os alimentos para produzir energia em forma de calor. Este calor aquece o corpo e, assim como a energia, dá forças para realizar cada movimento.

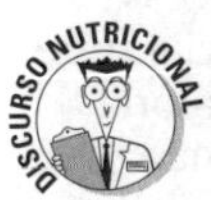

Os nutricionistas medem a quantidade de calor produzida pelo metabolismo dos alimentos em unidades chamadas quilocalorias. Uma quilocaloria é a quantidade de energia que se gasta para elevar a temperatura de um quilo de água a um grau centígrado, ao nível do mar.

Contando as Calorias dos Alimentos

Quando lemos que uma porção de algum alimento, digamos, uma banana, tem 105 calorias, isso significa que o metabolismo da banana produz 105 calorias de energia para o corpo usar em seu funcionamento.

Você pode se perguntar que tipos de comida possuem mais calorias. Aqui está a quantidade de calorias em um grama dos seguintes alimentos:

- **Proteína**: 4 calorias
- **Carboidratos**: 4 calorias
- **Álcool**: 7 calorias
- **Gorduras**: 9 calorias

Em outras palavras, quilo por quilo, proteínas e carboidratos fornecem a metade das calorias das gorduras. É por isso que os alimentos com alto teor de gorduras, como cream cheese, possuem muitas calorias enquanto aqueles com baixo teor de gorduras, como pão (menos o cream cheese, é claro) não possuem tantas.

CUIDADO!

Há vezes que algumas comidas parecem ter poucas calorias, mas não é bem assim. É preciso olhar por todos os ângulos, prestar atenção nas gorduras adicionadas às proteínas e aos carboidratos.

Calorias vazias

Todos os alimentos possuem calorias. Todas as calorias fornecem energia. No entanto, nem todas as calorias possuem um conjunto completo de benefícios extras como aminoácidos, ácidos graxos, vitaminas e minerais. Alguns alimentos fornecem calorias vazias. Este termo não está relacionado com o potencial de energia da caloria ou com as calorias sendo ocas. Ele descreve as calorias que não fornecem nenhum benefício a mais.

Os alimentos mais conhecidos que possuem calorias vazias são o açúcar granulado e o etanol (o tipo de álcool encontrado na cerveja, vinho e outras bebidas alcoólicas). Sozinhos, o açúcar e o etanol fornecem energia, mas nenhum nutriente.

Cada caloria conta

Aqueles que dizem que "as calorias não contam" ou que "algumas calorias valem menos que outras" estão, em geral, tentando convencê-lo a seguir uma dieta que se concentra em um tipo de alimento e exclui a maioria dos outros tipos. Um exemplo comum que parece reviver como uma fênix a cada geração de regimes é a dieta com alto teor de proteínas.

A dieta com alto teor de proteína afirma que deveríamos diminuir e até mesmo eliminar os carboidratos, assumindo que, como os músculos são feitos na maior parte de proteína, os alimentos com proteínas ingeridos passarão do estômago para os músculos, enquanto todo o resto se transforma em gordura. Em outras palavras, esta dieta diz que é possível se entupir com alimentos proteicos até que os seus olhos pulem para fora porque não importa quantas calorias sejam ingeridas, todas elas serão calorias proteicas e irão para os músculos, nunca para os quadris. Nossa! Não seria bom se isso fosse verdade? O problema é que é mentira. Aqui está a verdade absoluta: toda caloria, não importa a sua origem, fornece energia. Se você ingerir mais energia (calorias) do que gasta em um dia, seu peso aumentará. Se ingerir menos calorias do que gasta, então diminuirá de peso. Esta regra nutricional é uma universal, vale para todos.

Quantas Calorias São Necessárias?

Pense nas suas necessidades de energia como se fosse uma conta bancária. Você realiza depósitos quando consome calorias. Você saca quando seu corpo gasta energia trabalhando. Os nutricionistas dividem a quantidade de energia que retiramos todos os dias em duas partes:

- A energia necessária quando o corpo está descansando.
- A energia necessária quando realizamos o “trabalho” diário.

Para manter a conta de energia em equilíbrio, será necessário ingerir o suficiente todos os dias para cobrir as suas retiradas. Como regra geral, crianças e adolescentes queimam mais energia por quilo do que os adultos, pois eles estão sempre construindo grandes quantidades de tecidos novos. De maneira similar, um homem comum queima mais energia do que uma mulher comum porque seu corpo é maior e possui mais músculos. O que leva ao estado totalmente injusto, porém verdadeiro, no qual um homem que pese 75 quilos pode consumir cerca de 10% de calorias a mais do que uma mulher que pesa 75 quilos e ainda assim não ganhar peso. Para mais números, veja a próxima seção e a Tabela 3-1.

Gasto Energético Basal (GEB)

Mesmo quando está parado, o corpo está ocupado. O coração bate. Os pulmões se expandem e contraem. O intestino digere a comida. O fígado processa os nutrientes. As glândulas secretam hormônios. Os músculos flexionam, de maneira suave. As células mandam impulsos elétricos para cima e para baixo entre elas mesmas e o cérebro continua enviando sinais para cada parte do corpo.

DISCURSO NUTRICIONAL

A energia que o corpo em repouso utiliza para tudo isso é chamada de Gasto Energético Basal (GEB). O GEB, também conhecido como metabolismo basal, representa algo em torno de 60% a 70% de toda a energia necessária diariamente.

Para descobrir o seu gasto energético basal (GEB) utilize a equação adequada na Tabela 3-1 e bingo! Terá o seu GEB.

Tabela 3-1: Quantas calorias você precisa quando está descansando?

Sexo e Idade	*Equação para encontrar o GEB*
Homens	
18 — 30 anos	(15,3 x peso em kg) + 679
31 — 60 anos	(11,6 x peso em kg) + 879
Maiores de 60 anos	(13,5 x peso em kg) + 487
Mulheres	
18 — 30 anos	(14,7 x peso em kg) + 496
31 — 60 anos	(8,7 x peso em kg) + 829
Maiores de 60 anos	(10,5 x peso em kg) + 596

The National Research Council, Recommended Dietary Allowances (Washington, D.C.: National Academy Press, 1989).

Sexo, glândulas e bolo de chocolate

A glândula é um órgão que secreta hormônios, substâncias químicas que podem mudar a função e, algumas vezes, até mesmo a estrutura de outras partes do corpo. Por exemplo, o pâncreas secreta insulina, um hormônio que permite a digestão e metabolismo de carboidratos. Na puberdade, as glândulas sexuais secretam hormônios femininos, como estrogênio e progesterona, ou o hormônio masculino testosterona. Estes hormônios estimulam o desenvolvimento de características sexuais secundárias, como pelos no rosto e no corpo que nos caracterizam como homens e mulheres.

Os hormônios também afetam o GEB, a quantidade de energia gasta em repouso. A hipófise, uma pequena estrutura no meio do cérebro, estimula a glândula tireoide (que está localizada na frente da garganta) a secretar hormônios que influenciam a taxa com que os tecidos queimam nutrientes para produzir energia.

Quando a glândula tireoide não secreta hormônios suficientes (uma condição conhecida como hipotiroidismo), a comida é metabolizada mais devagar e o GEB diminui. Quando a tireoide secreta hormônios em excesso (uma condição conhecida como hipertiroidismo), a comida é metabolizada mais rápido e o GEB aumenta.

Quando estamos assustados ou animados, as glândulas suprarrenais (duas glândula pequenas, presentes em cima de cada rim) liberam adrenalina, hormônio que serve para convocar o corpo para a luta. A batida do coração aumenta. A respiração se torna mais rápida. Os músculos ficam rígidos. E você queima a comida mais rápido, convertendo-a o mais rapidamente possível em energia necessária para a reação conhecida como briga ou fuga. Mas estes efeitos são temporários. Os efeitos das glândulas sexuais, por outro lado, duram enquanto você viver. Continue a ler.

Como os hormônios afetam a necessidade de energia

Se você for uma mulher, saberá que o apetite aumenta e diminui de acordo com o ciclo menstrual. De fato, esta flutuação paralela está acontecendo com o GEB, que sobe antes ou no momento da ovulação.

O apetite é maior quando o sangramento menstrual começa e depois diminui de maneira drástica. Sim, você realmente sente mais fome (e precisa de mais energia) justo antes da menstruação.

Um homem (que tem muita testosterona) consegue a satisfação das suas necessidades nutricionais em uma dieta normal mais fácil. Os ossos masculinos são naturalmente mais densos, portanto, menos dependentes de uma dieta ou suplemento de cálcio para prevenir a osteoporose (perda severa de tecido ósseo) em idades avançadas. Não há perda de sangue na menstruação, portanto, a necessidade de ferro será até 2/3 menor. E o melhor de tudo, poderá consumir cerca de 10% a mais de calorias que uma mulher do mesmo peso, sem engordar.

O fato dos adolescentes homens desenvolverem costas largas e bíceps enquanto que as adolescentes desenvolvem quadris não é uma mera coincidência. A testosterona, hormônio masculino, promove o crescimento de músculos e ossos. O estrogênio desenvolve os tecidos adiposos. Como resultado, o corpo de um homem comum tem proporcionalmente mais músculos. O corpo de uma mulher comum tem proporcionalmente mais gordura.

CUIDADO!

Nenhuma dieta muda essa situação injusta. Uma mulher que se exercite bastante pode reduzir a sua gordura corporal de maneira tão drástica que a menstruação pode chegar a ser interrompida: ossos do ofício para algumas atletas profissionais. Mas ainda terá, em proporção, mais gordura corporal do que um homem adulto do mesmo peso. E se ela comer o mesmo que um homem e ambos realizarem a mesma quantidade de trabalho físico, ela ainda precisará de menos calorias para manter seu peso estável.

Energia para trabalhar

A segunda maior parte da energia é a energia que você gasta para fazer exercícios físicos. Isso abrange tudo, desde escovar os dentes de manhã até regar as petúnias do jardim ou se exercitar na academia.

A exigência energética total (o número de calorias necessárias a cada dia) é o seu GEB mais algumas calorias suficientes para cobrir a quantidade de trabalho realizado.

Pensar sobre isso gasta energia? Sim, mas não tanta energia como você gostaria. Para resolver um quebra-cabeça ou escrever um capítulo deste livro, o cérebro médio usa cerca de uma caloria a cada quatro minutos. Isso é somente um terço da quantidade necessária para manter uma lâmpada de 60 watts acesa, durante o mesmo período de tempo.

A Tabela 3-2 define o nível de energia de várias atividades, variando desde as menos energéticas (dormir) até as mais (jogar futebol, trabalhar na roça). A Tabela 3-3 mostra quantas calorias são usadas em uma hora praticando diferentes trabalhos.

Tabela 3-2: Qual é o nível de atividades quando está ativo?

Nível de atividade	*Atividade*
Descanso	Dormir, reclinar-se
Muito Leve	Atividades sentadas ou em pé, pintar, dirigir, trabalho laboratorial, digitar, costurar, passar roupas, cozinhar, jogar cartas e tocar um instrumento musical.
Leve	Caminhadas em superfícies niveladas a cinco ou seis km/h, ofícios de eletricista e de restaurantes, carpintaria, limpeza da casa, cuidar de crianças, jogar golfe, velejar e jogar tênis de mesa.
Moderada	Caminhadas a cinco ou seis quilômetros por hora, plantar e adubar, carregar peso, andar de bicicleta, esquiar, jogar tênis e dançar.
Pesada	Escalada, cortar árvores, cavar buracos à mão, basquete, futebol e futebol americano.
Excessivamente pesada	Treinamento atlético profissional

The National Research Council, Recommended Dietary Allowances (Washington, D.C., National Academy Press, 1989).

Tabela 3-3: Quantas calorias são necessárias para realizar o trabalho que faz?

Nível de atividade	*Calorias necessárias para este trabalho durante uma hora*
Muito leve	80 — 100
Leve	110 — 160
Moderado	170 — 240
Pesado	250 — 350
Muito pesado	350 ou mais

"Food and Your Weight", House and Garden Bulletin, n. 174 (Washington, D.C., US Department of Agriculture).

Apreciando os Extras

Você é um comedor consciente? Em teoria, não deveríamos comer mais que 2000 calorias por dia. Então, junte todas as vitaminas, minerais, proteínas, gorduras saudáveis para o coração e carboidratos necessários em 1800 calorias. Faça isso e as pessoas que escreveram o *Dietary Guidelines for Americans* 2005 dizem que será recompensado. Use as 200 calorias restantes, chamadas de calorias de reserva, para saborear algo que faça sua boca salivar. Naturalmente, alguns especialistas desmancha-prazeres não concordam com isso. Eles dizem que ao lhe dar um centímetro (as calorias restantes) significa que você tomará um quilômetro (três pedaços de bolo de chocolate). Prove que estão errados e celebre a sua esperteza. Hum!

Quanto Você Deveria Pesar?

Ao longo dos anos, inúmeros gráficos tentaram impor um padrão ou um peso saudável para adultos, mas alguns destes números eram tão baixos que era muito difícil chegar lá sem prejudicar a dieta, ou ter de nascer outra vez com um corpo diferente, de preferência com ossos leves e sem curvas.

Estudando os gráficos de peso

A Tabela 3-4 é um conjunto, eminentemente útil, de recomendações de peso que apareceu originalmente na edição de 1990 da *Dietary Guidelines for Americans*, publicada nos Estados Unidos pelo Departamento de Agricultura e pelo Departamento de Saúde e serviços humanos dos Estados Unidos. O peso neste gráfico está listado em categorias para indivíduos (homens e mulheres) de alturas específicas. É claro que a altura é medida sem sapatos e o peso é medido sem roupas.

Como a maioria de pessoas ganha um pouco de peso quando envelhece, a Tabela 3-4 fez algo sensato ao dividir os intervalos em duas categorias, uma para homens e outra para mulheres com idade entre 19 e 34 anos e outra para homens e mulheres com idade a partir de 35 anos em diante.

Há pessoas menores e com uma maior proporção entre gordura e músculo (os músculos pesam mais que a gordura) que estão predispostas a estar na extremidade final do gráfico. Pessoas grandes e com uma proporção de músculos maior do que gorduras estão predispostas a encontrar o seu peso na extremidade inicial. Como regra geral, mas nunca invariável, isso significa que as mulheres, que são menores e possuem menos músculos, pesam menos que os homens de mesma altura e idade.

Outra maneira para avaliar o peso: calculando o IMC

Enquanto passa os dedos pelo gráfico abaixo pela tabela 3-4, lembre-se de que os números são indicadores, nada mais, nada menos.

Tabela 3-4: Quanto você deveria pesar?

Altura	*Peso (quilos) para pessoas entre 19 e 34 anos*	*Peso (quilos) para pessoas maiores de 35 anos*
1,52 m	44 e 58 kg	49 a 62 kg

(continua)

Tabela 3-4: Quanto você deveria pesar? (Continuação)

Altura	*Peso (quilos) para pessoas entre 19 e 34 anos*	*Peso (quilos) para pessoas maiores de 35 anos*
1,55 m	46 e 60 kg	50 a 65 kg
1,57 m	47 e 62 kg	52 a 67 kg
1,60 m	48 e 64 kg	54 a 69 kg
1,62 m	50 e 66 kg	55 a 71 kg
1,65 m	52 e 68 kg	57 a 73 kg
1,67 m	53 e 70 kg	59 a 75 kg
1,70 m	55 e 72 kg	61 a 78 kg
1,72 m	56 e 74 kg	62 a 80 kg
1,75 m	58 e 76 kg	64 a 83 kg
1,77 m	60 e 79 kg	66 a 85 kg
1,80 m	62 e 81 kg	68 a 88 kg
1,82 m	63 e 83 kg	70 a 90 kg
1,85 m	65 e 85 kg	72 a 93 kg
1,87 m	67 e 88 kg	74 a 95 kg
1,90 m	69 e 90 kg	76 a 98 kg
1,93 m	70 e 93 kg	78 a 100 kg
1,95 m	72 e 95 kg	80 a 103 kg
1,98 m	74 e 98 kg	82 a 106 kg

Nutrition and Your Health: Dietary Guidelines for Americans, 3rd ed. (Washington D.C.: U.S. Department of Agriculture, U.S. Department of Health and Human Services, 1990).

Colocar todos no mesmo pacote é um exercício tranquilizador, mas, na vida real os seres humanos, muitas vezes, confundem as regras. Conhecemos pessoas gordinhas que vivem vidas longas e felizes e também sabemos daquelas pessoas magras e musculosas que nos deixam mais cedo do que deveriam. No entanto, as pessoas com sobrepeso possuem um risco maior para desenvolver condições como artrites, diabetes e doenças cardíacas, portanto, é necessário descobrir se o seu peso atual o coloca em risco.

Um bom guia é o Índice de Massa Corporal (IMC), um número que mede a relação entre o peso e a altura e oferece uma estimativa do risco de doenças relacionadas com o peso.

O índice de massa corporal (IMC) fornece uma segunda maneira para determinar quem está de mal com a balança.

Classificação	IMC
Magreza grau III (grave)	<16,00 Kg/m²
Magreza grau II (moderada)	16,00 - 16,99 Kg/m²
Magreza grau I (leve)	17,00 - 18,49 Kg/m²
Baixo peso	18,50 - 19,90 Kg/m²
Normal	20,00 - 24,9 Kg/m²
Sobrepeso	>25,00 Kg/m²
Pré-Obeso	25,99 - 29,99 Kg/m²
Obesidade grau I	30,00 - 34,99 Kg/m²
Obesidade grau II	35,00 - 39,99 Kg/m²
Obesidade grau III	>40,00Kg/m²

Para calcular o IMC, siga os seguintes passos:

1. **Divida o peso (em quilos) pela altura (em metros) ao quadrado.**
2. **Ou seja, a altura é multiplicada por ela mesma.**

Nos dias de hoje, o IMC mais saudável parece ser 21,0.

Encare os números quando eles não cabem no seu corpo

Neste momento, é provável que sinta um forte desejo por uma barra de chocolate bem grande (uma ideia até boa agora que os nutricionistas descobriram que o chocolate amargo é rico em antioxidantes que combatem doenças). Mas também faz sentido considerar a alternativa: regras realistas que permitam que controle o peso com segurança e eficiência. Observe as seguintes regras:

- **Regra n°.1: Nem todos nascem com os mesmos pares de genes, ou com o mesmo tamanho de calças jeans.**
- **Regra n°.2: Se está com sobrepeso e o seu médico concorda com a decisão de uma dieta, não é necessário impor recordes mundiais para melhorar a saúde.**
- **Regra n°.3: O único número que se deve lembrar é 3500, o número de calorias necessárias para perder ou ganhar 500 gramas de gordura corporal.**
- **Regra n°.4: A moderação é o melhor caminho no controle de peso.**

DICA

- **Regra n°.5: Seja mais ativo.** A prática de exercícios permite uma maior ingestão de calorias e ainda assim conseguir perder peso.

Quantas calorias você realmente precisa?

Tentar descobrir o número de calorias exatas que se deve consumir por dia pode ser um trabalho e tanto. Por sorte, a Dietary Guidelines for Americans, de 2005, fornece uma lista das ingestões diárias de calorias para adultos saudáveis com um IMC saudável. Ou seja, 21,5 para mulheres e 22,5 para homens, baseado na quantidade de atividades que a pessoa pratica todos os dias. A Tabela 3-5 mostra os números.

Tabela 3-5: Combinando as calorias diárias com o estilo de vida

Gênero/Idade	*Calorias se sedentário*	*Calorias se moderadamente ativo*	*Calorias se ativo*
Mulher			
19 a 30 anos	2000	2000 a 2200	2400
31 a 50 anos	1800	2000	2200
51 anos em diante	1600	1800	2000 a 2200
Homem			
19 a 30 anos	2400	2600 a 2800	3000
31 a 50 anos	2200	2400 a 2600	2800 a 3000
50 anos em diante	2000	2200 a 2400	2400 a 2600

** Como regra, os homens possuem uma proporção maior de tecidos ativos (músculos) do que as mulheres, portanto, as necessidades calóricas de um homem comum são aproximadamente 10% maiores do que a de uma mulher comum.*

** Dietary Guidelines for Americans, 6th ed. (Washington D.C.: US. Department of Agriculture, Us. Departamento de Saúde e serviços humanos dos Estados Unidos).*

Capítulo 4

Qual a Nutrição Ideal para Você?

Neste Capítulo

- Descobrindo o que é a Dose Diária Recomendada (DDR)
- Comparando as diferenças entre as DDRs e as Ingestões Adequadas (IA)
- Um novo olhar sobre a nutrição: Ingestão Diária de Referência (IDR)
- Descubra como as suas características determinam a quantidade de nutrientes necessários

Uma dieta saudável fornece quantidades suficientes de todos os nutrientes que o corpo precisa. A questão é: o quanto é o suficiente?

Hoje, três conjuntos de recomendações proporcionam as respostas e cada um deles possui suas próprias virtudes e defeitos. O primeiro e mais conhecido é a Dose Diária Recomendada (DDR). O segundo, conhecido em sua origem como Cálculo Seguro e Adequado da Ingestão Dietética Diária (ESADDIs), e agora conhecido por Ingestão Adequada (IA), descreve as quantidades recomendadas de nutrientes para os quais não existe nenhum DDR. O terceiro é a Ingestão Diária de Referência (IDR) (ou Referência de Ingestão Diária (RID)), um "guarda-chuva" que inclui o DDR e várias categorias inovadoras de recomendações nutricionais.

Confuso? Não se preocupe. Este capítulo explicará tudo.

Dose Diária Recomendada (DDR): Orientações para uma Boa Nutrição

A Dose Diária Recomendada (DDR) foi criada em 1941 pela *Food and Nutrition Board*, uma subsidiária do *National Research Council*, que por sua vez é parte da *National Academy of Sciences* em Washington, Estados Unidos.

Em sua origem, as DDRs foram projetadas para facilitar o planejamento antecipado das refeições de vários dias. O D em RDA, na sigla em inglês, significa dietético, pois essas recomendações são uma média. É possível absorver maiores quantidades do nutriente em um determinado dia e em outro, absorver quantidades menores, mas a ideia é alcançar uma média durante vários dias.

As quantidades recomendadas pelas DDRs fornecem uma margem de segurança para pessoas saudáveis, mas elas não são terapêuticas. Em outras palavras, as porções DDR não curam deficiências nutricionais, mas podem preveni-las.

Os essenciais

As DDRs oferecem recomendações para proteínas, 18 vitaminas e minerais essenciais, que incluem:

- Vitamina C
- Vitamina D
- Vitamina E
- Vitamina K
- Vitamina C
- Tiamina (Vitamina B1)
- Riboflavina (Vitamina B2)
- Niacina
- Vitamina B6
- Ácido Fólico
- Vitamina B12
- Fósforo
- Magnésio
- Ferro
- Zinco
- Cobre
- Iodo
- Selênio

O mais novo nutriente essencial, a colina, ganhou méritos em 2002, mas nenhuma DDR ainda foi estabelecida. O cálcio também possui uma Ingestão Adequada em vez de uma DDR.

Recomendações para carboidratos, gorduras, fibras alimentares e álcool

Quais nutrientes estão faltando na lista de essenciais da DDR? Carboidratos, fibras, gorduras e álcool. A razão é simples: se sua dieta fornece proteínas, vitaminas e minerais suficientes, então, é quase certo que forneça carboidratos suficientes e uma quantidade de gordura mais que suficiente. Ainda que não exista nenhuma DDR específica para carboidratos e gorduras, é fato que existam regras para o seu consumo, assim como para as fibras alimentares e para o álcool.

Em 1980, o *Public Health Service* e o *Department of Agriculture* dos Estados Unidos juntaram forças para produzir a primeira edição do *Dietary Guidelines for Americans*. Este relatório foi modificado muitas vezes. O último conjunto de recomendações, publicado na primavera de 2005, prepara parâmetros para que se possam considerar quantidades razoáveis de calorias, carboidratos, fibras alimentares, gorduras, proteínas e álcool. De acordo com essa diretriz, como regra geral, é necessário:

- Balancear a ingestão calórica com o gasto energético através de exercícios regulares.
- Coma uma quantidade suficiente de carboidratos (de preferência, aqueles complexos provenientes de frutas, vegetais e grãos integrais) para que alcance de 45% a 65% das calorias diárias totais. Isso significa 900 a 1300 calorias em uma dieta de 2000 calorias.
- Consuma uma quantidade adequada de fibra alimentar, o nível adequado é de 14 gramas de fibra alimentar para cada 1000 calorias.

- Não consuma mais que 20% a 35% das calorias diárias em gorduras. Portanto, se sua dieta inclui cerca de 2000 calorias, apenas 400 a 700 calorias devem vir da gordura.

Menos de 10% das suas calorias diárias deveriam vir de gorduras saturadas e sua dieta cotidiana deveria ter menos de 300 mg de colesterol. Coma a menor quantidade possível de gordura trans, mas não há limite máximo, pois toda quantidade é considerada como nociva.

Se escolher bebidas alcoólicas, beba com moderação, o que significa um drinque por dia para mulheres e dois drinques para homens.

Pessoas diferentes, necessidades diferentes

Como corpos diferentes precisam de quantidades de nutrientes diferentes, hoje as DDRs visam até 22 categorias específicas de seres humanos: meninos e meninas, homens e mulheres, desde a infância até a meia-idade. As DDRs foram ampliadas há pouco tempo para incluir recomendações para grupos de pessoas com idade entre 50 e 70 anos e de 70 anos em diante. No futuro, as recomendações serão projetadas para pessoas com mais de 85 anos. Estes grupos expandidos são uma boa ideia.

Mas o que nós somos afeta as recomendações. Se a idade é importante, o gênero também é. Por exemplo, como as mulheres em idade fértil perdem ferro quando menstruam, a DDR delas para o ferro é mais elevada do que para um homem. Por outro lado, como os homens sexualmente ativos perdem zinco através da ejaculação, a DDR para zinco é mais elevada para homens do que para as mulheres.

Ingestão Adequada: Números Nutricionais

Em adição às RDAs, a *Food and Nutrition Board* criou o Cálculo Seguro e Adequado da Ingestão Dietética Diária (ESADDIs), agora renomeada como Ingestão Adequada (IA), para oito nutrientes considerados necessários para uma boa saúde, ainda que ninguém saiba a quantidade certa de que o corpo necessita. Mas isso não é motivo para preocupações: mais cedo ou mais tarde algum especialista esperto encontrará um número e colocará o nutriente na lista DDR. Ou não. Nesse meio tempo, novos relatórios estabeleceram ingestões adequadas para grupos de várias idades, para os seguintes nutrientes:

- Ácido pantotênico (vitamina B5)
- Biotina (vitamina B7 ou B8)
- Colina
- Cálcio
- Molibdênio
- Manganês
- Fluoreto
- Cromo

Ingestão Diária de Referência: Um Novo Guia de Nutrição

Em 1993, o comitê de ingestão dietética de referência da *Food and Nutrition* estabeleceu vários painéis de especialistas para revisar as DDRs e outras recomendações para os principais nutrientes (vitaminas, minerais e outros componentes presentes nos alimentos) em vista das novas pesquisas e informações sobre a nutrição.

DISCURSO NUTRICIONAL

A primeira pauta foi estabelecer um novo padrão para as recomendações nutricionais chamado Ingestão Diária de Referência (IDR): a IDR é um termo guarda-chuva, inclui várias categorias de medidas nutricionais para vitaminas, minerais e outros nutrientes. Isso inclui:

Necessidade Média Estimada (EAR da sigla em inglês): a quantidade que alcança as necessidades nutricionais da média das pessoas de qualquer grupo (como meninas adolescentes ou pessoas acima de 70 anos). Os nutricionistas usam a EAR para descobrir se a dieta comum de toda uma população fornece quantidades adequadas de nutrientes.

Dose Diária Recomendada (DDR): a DDR, agora baseada nas informações fornecidas pelo EAR, ainda é uma média diária (+2 desvio padrão) para indivíduos, é a quantidade de qualquer nutriente necessária para proteger contra qualquer deficiência (97,5% da população).

Ingestão Adequada (AI): o AI é uma nova medida que fornece recomendações para nutrientes cujas DDRs não existam (Nota: o AI substitui o ESADDI).

Limite Superior Tolerável de Ingestão (UL): o UL é a maior quantidade de um nutriente que pode ser consumida no dia a dia sem causar riscos ou efeitos adversos.

O primeiro relatório do painel da IDR listando novas recomendações para cálcio, fósforo, magnésio e fluoreto apareceram em 1997. A mudança mais notável foi o aumento da quantidade recomendada de cálcio, de 800 mg para 1000 mg para adultos com idades entre 31 e 50 anos, assim como para mulheres na pós-menopausa que estejam tomando suplementos de estrogênio, cuja quantidade recomendada seria de 1500 mg.

O segundo relatório do painel do IDR apareceu em 1998. O relatório incluía novas recomendações para tiamina, riboflavina, niacina, vitamina B6, ácido fólico, vitamina B12, ácido pantotênico, biotina e colina.

Como resultado do relatório do painel da IDR de 1989, a FDA (*Food and Drug Administration*) ordenou que os produtores alimentícios adicionassem ácido fólico à farinha, ao arroz e em outros produtos feitos a base de grãos (produtos multivitamínicos já contém 400 mcg de ácido fólico).

O relatório da IDR com recomendações revisadas para vitamina C, vitamina E, selênio, beta caroteno e outras vitaminas antioxidantes foi publicado em 2000. Em 2001, as novas IDRs foram lançadas para a vitamina A, vitamina K, arsênico, boro, cromo, cobre, iodo, ferro, manganês, molibdênio, níquel, silício, vanádio e zinco.

A Tabela 4-1 mostra as DDRs de vitaminas para adultos saudáveis enquanto que a Tabela 4-2 mostra as DDRs de minerais para adultos saudáveis. Onde não aparecem as DDRs há uma Ingestão Adequada (IA) indicada por um asterisco (*) na coluna. Prefere algo mais consistente? O *Institute of Medicine* consolidou os relatórios em um livro publicado no final de 2006.

Ansioso para mais detalhes? Notou que algo está faltando? Ok, não há recomendações de ingestão para proteínas, gorduras, carboidratos e, claro, água. Você as encontrará, respectivamente, nos Capítulos 6, 7, 8 e 13.

Tabela 4-1: DDRs de vitaminas para adultos saudáveis

g = grama
mg = miligrama
mcg = micrograma

RE = equivalente de retinol
a-TE = equivalente de alfa-tocoferol
NE = equivalente de niacina

Idade (anos)	*Vitamina A (RE/UI)+*	*Vitamina D (mcg/UI)*++*	*Vitamina E (a-TE)*	*Vitamina K (mcg)**	*Vitamina C (mg)*
Homens					
19-30	900/2970	5/200	15	120	90
31-50	900/2970	5/200	15	120	90
51-70	900/2970	10/400	15	120	90
70 em diante	900/2970	15/600	15	120	90
Mulheres					
19-30	700/2310	5/200	15	90	75
31-50	700/2310	5/200	15	90	75
51-70	700/2310	10/400	15	90	75
70 em diante	700/2310	15/600	15	90	75
Grávida (com base na idade)	750-770/ 2475-2541	5/200	15	75-90	70
Amamentando (com base na idade)	1200-1300/ 3960-4290	5/200	15	75-90	95

** Ingestão Adequada (AI)*

+ O DDR "oficial" ainda é 1000 RE/ 5000 IU para homens e 800 RE/ 4000 IU para mulheres que não estejam grávidas ou amamentando. Os números baixos listados neste gráfico são os atuais níveis recomendados para adultos.

(continua)

++ As atuais recomendações são as quantidades necessárias para prevenir a doença pela deficiência de vitamina D. Estudos recentes sugerem que os níveis ideais para uma saúde geral podem ser mais altos, entre 800 – 1000 IU por dia.

Tabela 4-1: DDRs de vitaminas para adultos saudáveis (Continuação)

Idade (anos)	*Tiamina (Vitamina B1) (mg)*	*Riboflavina (Vitamina B2) (mg)*	*Niacina (NE)*
Homens			
19-30	1,2	1,3	16
31-50	1,2	1,3	16
50-70	1,2	1,3	16
70 em diante	1,2	1,1	16
Mulheres			
19-30	1,1	1,1	14
31-50	1,1	1,1	14
51-70	1,1	1,1	14
70 em diante	1,1	1,1	14
Grávida	1,4	1,1	18
Amamentando	1,4	1,1	17

** Ingestão Adequada (AI)*

Tabela 4-2: DDRs de minerais para adultos saudáveis

Idade (anos)	*Cálcio (mg)**	*Fósforo (mg)*	*Magnésio (mg)*	*Ferro (mg)*	*Zinco (mg)*	*Cobre (mcg)*
Homens						
19-30	1000	700	400	8	11	900
31-50	1000	700	420	8	11	900
51-70	1200	700	420	8	11	900
70 em diante	1200	700	420	8	11	900

Tabela 4-2: DDRs de minerais para adultos saudáveis

Idade (anos)	*Cálcio (mg)**	*Fósforo (mg)*	*Magnésio (mg)*	*Ferro (mg)*	*Zinco (mg)*	*Cobre (mcg)*
Mulheres						
19-30	1000	700	310	18	8	900
31-50	1000	700	320	18	8	900
51-70	1000/ 1500**	700	320	8	8	900
70 em diante	1000/ 1500**	700	320	8	8	900
Grávida	1000-1300	700-1250	350-400	11-12	11-12	1000
Amamentando	1000-1300	700-1250	310-350	9-10	12-13	1300

** Ingestão Adequada (AI)*

*** As recomendações com números mais baixos são indicados para mulheres pós-menopausa tomando suplementos de estrogênio. Os números mais altos são indicados para mulheres na pós-menopausa que não estiverem tomando suplementos.*

Idade (anos)	*Iodo (mcg)*	*Selênio (mcg)*	*Molibdênio (mcg)*	*Manganês (mg)**	*Fluoreto (mg)**	*Cromo (mcg)**	*Colina (mg)**
Homens							
19-30	150	55	45	2,3	4	36	550
31-50	150	55	45	2,3	4	36	550
51-70	150	55	45	2,3	4	30	550
70 em diante	150	55	45	2,3	4	30	550

(continua)

(continuação)

Idade (anos)	*Iodo (mcg)*	*Selênio (mcg)*	*Molibdênio (mcg)*	*Manganês (mg)**	*Fluoreto (mg)**	*Cromo (mcg)**	*Colina (mg)**
Mulheres							
19-30	150	55	45	1,8	3	25	425
31-50	150	55	45	1,8	3	25	425
51-70	150	55	45	1,8	3	20	425
70 em diante	150	55	45	1,8	3	20	425
Grávida	220	60	50	2,0	1,5-4,0	29-30	450
Amamentando	290	70	50	2,6	1,5-4,0	44-45	550

** Ingestão Adequada (AI)*

Adaptado com permissão das Recommended Dietary Allowances — (DDR) [Washington D.C., National Academy Press, 1989] e relatórios do painel IDR, 1997 – 2004.

Capítulo 5

Sobre os Suplementos

Neste Capítulo:

- Avaliando os suplementos alimentares
- Descobrindo quem regula os suplementos dietéticos
- Fazendo escolhas certas sobre os suplementos
- Absorvendo os nutrientes dos alimentos

A *Food and Drug Administration* (FDA), orgão que regula os alimentos e os medicamentos nos Estados Unidos, estima que todo ano os americanos comprem milhões de frascos e caixas de suplementos dietéticos, um negócio de 19 bilhões de dólares que inclui tudo, desde a simples vitamina C até (eca!) fígado desidratado. É possível iniciar uma boa discussão sobre alimentação em qualquer grupo de especialistas em nutrição ao perguntar se esses suplementos são necessários, econômicos ou seguros. No entanto, quando a discussão acabar, você ainda não terá uma resposta oficial satisfatória, portanto, este pequeno capítulo fornece as informações necessárias para que você possa fazer suas próprias escolhas.

Apresentando os Suplementos Alimentares

As pílulas de vitaminas consumidas toda manhã são suplementos alimentares. Assim como os antiácidos de cálcio que muitas mulheres americanas consideram como uma nutrição padrão. A equinácea, uma erva cuja reputação é a de ser capaz de terminar o resfriado de inverno, também é um suplemento. A FDA classifica cada um deles como um suplemento dietético, pois eles entram na definição da agência de: qualquer pílula, comprimido, cápsula, pó ou líquido que seja ingerido por via oral e que contenha um ingrediente dietético.

É claro, isso leva a outra questão: O que é um componente alimentar? Resposta:

- Vitaminas;
- Minerais;
- Ervas;
- Aminoácidos;
- Enzimas;
- Tecidos de órgãos, como fígado desidratado (seco);
- Alguns hormônios, como a melatonina, que é vendida como uma ajuda para dormir;
- Metabólito (substâncias produzidas quando os nutrientes são digeridos);
- Extratos.

Os suplementos alimentares podem ser produtos de um único ingrediente, como as cápsulas de vitamina E, ou podem ser uma combinação de produtos, como as proteínas em pó repletas de nutrientes.

Analisando por que as Pessoas Usam Suplementos Alimentares

Em um país onde a comida é abundante e acessível é necessário se perguntar por que tantas pessoas escolhem engolir pílulas no lugar da comida.

Muitas pessoas consideram os suplementos de vitaminas e minerais uma maneira fácil e rápida de obter os nutrientes sem ter que se preocupar com as compras e com o tempo na cozinha além de estarem livres de gorduras e açúcares presentes nos alimentos. Outros encaram os suplementos como um seguro nutricional. E alguns usam suplementos como substitutos para remédios. Em geral, os especialistas em nutrição, incluindo a *American Dietetic Association*, a *National Academy of Sciences* e a *National Research Council*, preferem que você invista tempo e dinheiro em refeições e lanches que forneçam os nutrientes necessários para uma dieta balanceada e saborosa. Ainda assim, cada especialista admite que, em certas circunstâncias, os suplementos podem ser vantajosos.

Quando os alimentos não são suficientes

Doenças, idade, preferências alimentares e algumas condições relacionadas aos gêneros podem trazer uma situação em que não é possível obter todos os nutrientes necessários a partir dos alimentos.

Doenças digestivas, remédios não-amigáveis, ferimentos e doenças crônicas.

Alguns distúrbios metabólicos e doenças dos órgãos digestivos (fígado, vesícula biliar, pâncreas e intestinos) interferem na digestão normal dos alimentos e na absorção de nutrientes. Alguns remédios interferem na digestão normal, significando que será necessário tomar suplementos para compensar a diferença. Aqueles que sofrem de certas doenças crônicas, que tenham sofrido uma lesão grave (como uma queimadura séria), ou aqueles que acabaram de passar por uma cirurgia podem precisar de mais nutrientes do que aqueles encontrados nos alimentos. Nestes casos, um médico ou nutricionista poderá prescrever suplementos para fornecer as vitaminas, minerais e outros nutrientes necessários.

Vegetarianismo

A vitamina B12 é encontrada somente em alimentos provenientes de animais, como carnes, leite e ovos (algumas algas possuem vitamina B12, mas a suspeita é de que as vitaminas venham de microorganismos que vivem na planta). Sem esses alimentos, os veganistas, vegetarianos estritos que não consomem nenhum alimento de origem animal, com certeza precisam obter a vitamina B12 a partir de suplementos ou alimentos fortificados.

O uso dos suplementos como um seguro

Pessoas saudáveis que consumam uma dieta nutritiva podem, ainda assim, precisar dos suplementos para ter certeza de que estão obtendo a nutrição adequada. Muitas pesquisas recentes apoiam esta decisão.

Proteção contra doenças

Tomar suplementos pode reduzir a probabilidade de desenvolver alguns tipos de câncer e outras doenças. Após analisar dados de uma pesquisa com 871 homens e mulheres, epidemiologistas da *Fred Hutchinson Cancer Center* descobriram que as pessoas que tomavam multivitamínicos diariamente por mais de dez anos diminuíram pela metade a probabilidade de desenvolver câncer de cólon. Em adição, os suplementos de selênio aparentemente são capazes de reduzir o risco de câncer de próstata e a vitamina C parece ser capaz de reduzir o risco de catarata.

Suplemento para o apetite dos idosos

Conforme envelhecemos, o apetite pode decair e o paladar e olfato podem diminuir. Se a comida já não tem o sabor bom que tinha, se tiver que comer sozinho o tempo todo, se não gostar de cozinhar para uma pessoa ou se a dentadura dificulta a mastigação, é possível que não esteja consumindo todos os alimentos necessários para obter os nutrientes que o corpo precisa. Então, suplementos alimentares ao resgate!

DICA — Se você sempre está com pressa e nunca consegue uma refeição completa e balanceada, é possível que se beneficie dos suplementos, não importa qual seja a sua idade.

Alcançando as necessidades especiais das mulheres

E as mulheres? Nos vários estágios de suas vidas reprodutivas elas também se beneficiam de suplementos como seguros:

- **Antes da menopausa:** as mulheres, que perdem ferro a cada mês durante o sangramento menstrual, quase nunca absorvem a quantidade suficiente de ferro a partir de uma dieta típica, que provê menos de 2000 calorias diárias. Para elas e para mulheres que sempre estejam em dietas para perder peso, os suplementos de ferro podem ser a única resposta prática.

O ferro é um elemento mineral, portanto, pode ser chamado de "ferro" ou "ferro elementar" no rótulo. As pílulas contêm um composto de ferro elementar ("ferroso" ou "férrico", palavras derivadas de ferrum, a palavra latina para ferro) e um ingrediente a mais, como o derivado sulfuroso ou ácido lático, que possibilitarão que o corpo absorva o ferro.

- **Durante a gravidez e lactação:** as mulheres grávidas e lactantes, muitas vezes, precisam de suplementos para fornecer os nutrientes necessários para construir novos tecidos maternais e fetais ou para produzir um leite nutritivo. Em adição, suplementos da vitamina B, folato, são conhecidos por diminuir o risco da mulher de dar à luz uma criança com defeitos no tubo neural (um defeito na medula espinhal e na coluna).

Nunca tome suplementos sem prescrição médica se estiver grávida. O excesso de nutrientes pode, na verdade, ser prejudicial para o bebê.

- **Durante a idade adulta:** é verdade, mulheres acima dos 19 anos consomem a quantidade de cálcio necessária (1000 miligramas / dia) a partir de quatro copos de leite de 220 ml por dia, três recipientes de 220 ml de iogurte desnatado, 620 gramas de salmão enlatado (com ossos macios comestíveis) ou qualquer combinação entre os listados acima. No entanto, esperar que mulheres consigam realizar este balanceamento nutricional todos os dias pode ser algo um pouco fora da realidade. A alternativa simples é o suplemento de cálcio.

Segurança dos Suplementos: Uma Proposição Duvidosa

A *Food and Drug Administration* (FDA) é a agência que regula alimentos e remédios nos Estados Unidos. Antes de a agência permitir novos alimentos ou novos remédios no mercado, o fabricante precisa submetê-lo a provas de que o produto é seguro. Fabricantes de remédios também passam por um segundo teste, mostrando que seus remédios novos são eficazes, uma maneira elegante de dizer que o composto químico e a dosagem irão curar ou aliviar a condição para o qual foram prescritos.

Ao menos o FDA pode exigir segurança pré-vendas e/ou informações eficazes sendo mostradas nos alimentos e remédios. Infelizmente, a agência não tem poder quando se trata de suplementos alimentares.

A Tabela 5-1 lista alguns produtos herbáceos problemáticos que precisam ser usados com cautela ou até mesmo evitados. Em muitos casos, até mesmo pequenas quantidades são prejudiciais.

Tabela 5-1: Algumas ervas potencialmente perigosas

Erva	*Efeitos Colaterais e Reações*
Cohosh-azul	Náuseas, vômito, tontura, pequenas contrações musculares (como no útero)
Chaparral	Danos no fígado, insuficiência hepática
Confrei	Possível dano ao fígado
Kombucha	Potencial dano fatal ao fígado, irritação intestinal
Lobélia (tabaco indiano)	Potenciais convulsões fatais, coma
Poejo	Potenciais danos fatais ao fígado, convulsões, coma
Sene	Irritação gástrica severa, diarreia
Stephania tetrandra	Danos aos rins (algumas vezes tão severa a ponto de necessitar de uma hemodiálise ou transplante)
Valeriana	Lesões graves

** "Vitamin and nutritional supplements", Mayo Clinic Health Letter (suplementos), Junho de 1997, Nancy Beth Jackson, "Doctor's warning on herbs as medicine", The New York Times, 9 de Fevereiro de 1999, Carol Ann Rinzler, The Complete Book of Herbs, Spices, and Condiments (New York: Facts on File, 1990).*

Boas Razões para Obter os Nutrientes dos Alimentos em vez de Suplementos

Apesar deste capítulo se concentrar nas maravilhas dos suplementos, sinto-me obrigada a atuar como advogado do diabo e contar os argumentos a favor das pessoas saudáveis obterem a maioria dos nutrientes a partir dos alimentos em vez de suplementos.

Custo

Se deseja planejar e preparar refeições nutritivas, é quase sempre possível obter os nutrientes de forma mais barata a partir de frutas frescas, vegetais, grãos integrais, laticínios, carnes, peixes e aves. Além do mais, a comida possui um sabor melhor do que os suplementos.

Bônus inesperados

A comida é um pacote que contém vitaminas, minerais, proteínas, gorduras, carboidratos e fibras, além de uma grande quantidade de substâncias ainda não-identificadas chamadas de fitoquímicos (fito = planta, químicos = químicos) que podem ser vitais para uma boa saúde. Pense no licopeno, o pigmento vermelho encontrado nos tomates, e que recentemente foi descoberto que seria capaz de reduzir o risco de câncer de próstata. Pense na genisteína e na daidzeína, substâncias parecidas ao estrogênio encontradas na soja e que, aparentemente, reduzem o risco de doenças cardíacas. Quem sabe o que mais está escondido nas maçãs, pêssegos, peras e ameixas? Você quer ser o único a perder todos estes benefícios? É claro que não.

Segurança

Muitos nutrientes comuns podem ser tóxicos quando ingeridos em grandes doses (quantidades muitas vezes maiores que as DDRs). O excesso de vitamina A não só está ligado a defeitos de nascença, mas também pode causar sintomas similares a um tumor cerebral. O excesso de niacina pode causar danos ao fígado. O excesso de vitamina B6 pode causar (temporariamente) danos aos nervos dos braços, pernas e dedos. Todos estes efeitos têm maior probabilidade de acontecer com o uso dos suplementos. As pílulas descem com facilidade, mas não importa quão faminto esteja, é provável que não consiga ingerir comida suficiente para alcançar níveis nutritivos tóxicos

Parte II

O que Retiramos da Comida

A 5ª Onda Por Richard Tennant

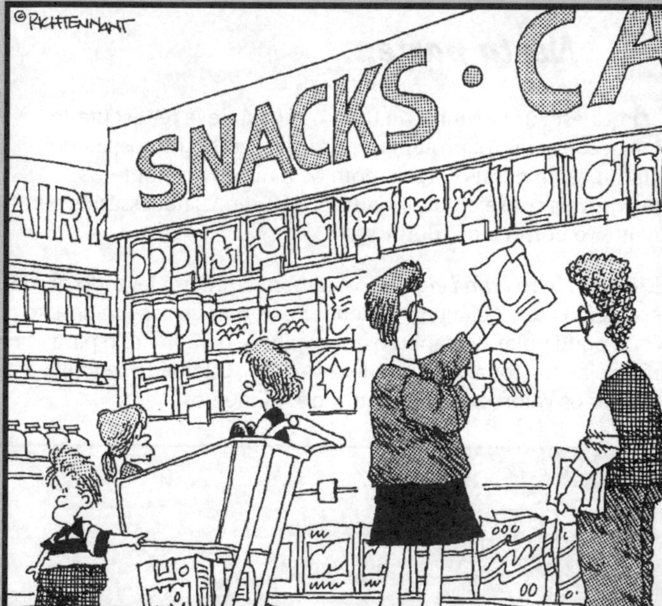

"Eu não estou comprando, este produto, de verdade, estou apenas usando-o para esconder as frutas, os legumes e as verduras, até chegarmos no caixa."

Nesta parte...

Aqui está um resumo de tudo o que já deve ter escutado desde sempre: proteínas, gorduras, carboidratos, álcool, vitaminas, minerais e água, com os mais novos números disponíveis sobre a quantidade de nutrientes necessários para manter o corpo a mil por hora.

Este é um livro *Para Leigos*, portanto, não precisa ler tudo desde a proteína até a água para entender como as coisas funcionam. Você pode pular de capítulo em capítulo, para frente e para trás. Seja qual for a forma de ler este livro, esta parte se limita a mostrar os valores dos nutrientes nos alimentos.

Capítulo 6

Proteínas Poderosas

Neste Capítulo

- Determinando o que é a proteína
- Encontrando as proteínas no corpo
- Obtendo proteínas de melhor qualidade dos alimentos
- Determinando a quantidade de proteínas necessárias

A proteína é um nutriente essencial cujo nome é derivado de palavras gregas. A palavra *protos*, que significa "primeiro". Para visualizar uma molécula de proteína, feche os olhos e veja uma longa cadeia, parecida a uma longa corrente de salsichas. Os elos das cadeias são os aminoácidos, conhecidos por serem os blocos construtores de proteínas. Além de átomos de carbono, hidrogênio e oxigênio, os aminoácidos contêm um grupo de nitrogênios (amino). O grupo amino é essencial para a sintetização (montagem) de proteínas especializadas no corpo.

Neste capítulo é possível descobrir mais, talvez mais do que jamais sonhou saber, sobre esta molécula e como o corpo usa as proteínas que ingerimos na comida e como constrói proteínas especiais, necessárias para uma vida saudável.

Por Dentro e por Fora: Onde o Corpo Armazena as Proteínas

O corpo humano está cheio de proteínas. As proteínas estão presentes nas membranas interiores e exteriores de cada célula viva. Veja outros lugares onde as proteínas aparecem:

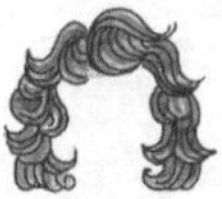

- No cabelo, nas unhas e as camadas exteriores da pele são feitas de queratina proteica. A queratina é uma escleroproteína ou uma proteína resistente a enzimas digestivas. Se você comer as unhas, não conseguirá digeri-las.

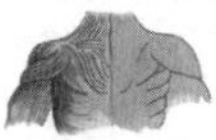

- O tecido muscular contém miosina, actina, mioglobina e muitos outros tipos de proteínas.

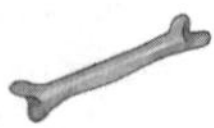

- Os ossos possuem bastante proteína. A parte externa do osso é endurecida com minerais, como cálcio, mas a estrutura interna básica e borrachuda é feita de proteínas. A medula óssea, o material macio que fica dentro do osso, também contém proteínas.

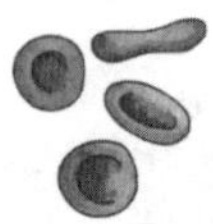

- Os glóbulos vermelhos contêm hemoglobina, um composto proteico que carrega oxigênio por todo o corpo. O plasma, líquido claro do sangue, contém gordura e partículas de proteína conhecidas como lipoproteínas, responsáveis por carregar o colesterol por todo o corpo.

Colocando as Proteínas para Trabalhar: Onde o Corpo Armazena as Proteínas

O corpo humano usa as proteínas para construir novas células, manter os tecidos e sintetizar novas proteínas que possibilitam a execução de funções corporais básicas.

Cerca de metade da proteína consumida todos os dias é destinada à criação de enzimas, as proteínas especializadas em determinadas tarefas, como a digestão dos alimentos e a junção ou divisão de moléculas para criar novas células e novas substâncias químicas. Para realizar estas funções, as enzimas, muitas vezes, precisam de vitaminas e minerais específicos.

A sua habilidade para ver, pensar, escutar e se mexer — na verdade, para realizar quase tudo que consideramos parte de uma vida saudável — requer que as células nervosas mandem mensagens para elas mesmas e para outros tipos de células especializadas, como as células musculares. O envio destas mensagens requer compostos químicos chamados de neurotransmissores. A composição dos neurotransmissores precisa de, adivinhe, proteínas.

Finalmente, as proteínas possuem um papel importante na criação de cada célula nova e cada indivíduo novo. Seus cromossomos são nucleoproteínas, substâncias feitas de aminoácidos e ácidos nucleicos.

Reorganizando: O que Acontece com as Proteínas Digeridas

As células no trato digestivo podem absorver apenas aminoácidos ou cadeias muito pequenas de dois ou três aminoácidos, chamadas de peptídeos. Portanto, as proteínas provenientes dos alimentos são quebradas e transformadas em seus componentes, aminoácidos, através da ação das enzimas digestivas — que são, é claro, proteínas especializadas. Então, as outras enzimas das células constroem novas proteínas ao reagrupar os aminoácidos em compostos específicos que o corpo precisa para funcionar. O processo é chamado de síntese proteica. Durante a síntese proteica:

- Os aminoácidos se juntam com as gorduras para formar as lipoproteínas, moléculas que carregam o colesterol pelo corpo e para fora dele. Ou os aminoácidos podem se juntar com os carboidratos para formar as glicoproteínas, encontradas no muco secretado pelo trato digestivo.
- As proteínas combinam-se ao ácido fosfórico para produzir as fosfoproteínas, como a caseína, uma proteína encontrada no leite.
- Os ácidos nucleicos se combinam com as proteínas para criar as nucleoproteínas, que são componentes essenciais do núcleo celular e do citoplasma, o material vivo que existe dentro de cada célula.

- O carbono, o hidrogênio e o oxigênio que restam após a síntese proteica são convertidos em glicose e usados como energia. O resíduo de nitrogênio (amônia) não é usado como energia. Ele é processado pelo fígado, que o transformará a amônia em ureia. A maior parte da ureia produzida no fígado é excretada através dos rins, na urina. Apenas quantidades muito pequenas são descartadas pela pele, cabelo e unhas.

Examinando os Tipos de Proteínas: Nem Todas as Proteínas São Criadas da Mesma Forma

Todas as proteínas são feitas de blocos construtores chamados aminoácidos, mas nem todas as proteínas contêm todos os aminoácidos essenciais. Este tópico ajuda no entendimento de como obter as proteínas mais úteis a partir de uma dieta variada.

Proteínas Essenciais e Não Essenciais

Para produzir todas as proteínas necessárias pelo seu corpo, são necessários 22 tipos diferentes de aminoácidos. Há dez tipos considerados essenciais, o que significa que você não consegue sintetizá-los no corpo e precisa obtê-los a partir dos alimentos (dois deles, a arginina e a histidina, são essenciais apenas para as crianças). Há muitas que não são essenciais: se não encontrá-los nos alimentos, conseguirá produzi-los por si mesmo, a partir de gorduras, carboidratos e outros aminoácidos. Dentre eles, três: glutamina, ornitina e taurina, estão no meio termo entre essenciais e não essenciais para seres humanos: Eles são essenciais apenas sob certas condições, como em casos de lesões ou doenças.

Aminoácidos essenciais:	Aminoácidos não-essenciais:
Arginina*	Alanina
Histidina*	Asparagina
Isoleucina	Ácido aspártico
Leucina	Citrulina
Lisina	Cisteína
Metionina	Ácido glutâmico
Fenilalanina	Glicina
Treonina	Ácido Hidroxiglutâmico
Triptofano	Norleucina
Valina	Prolina
	Serina
	Tirosina

** Essencial para crianças, não essencial para adultos*

Proteínas de alta e de baixa qualidade

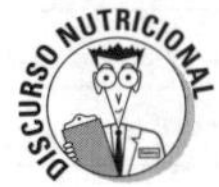

Já que o corpo de um animal é similar ao nosso, suas proteínas contêm combinações parecidas de aminoácidos. Esta é uma das razões pelas quais os nutricionistas chamam as proteínas vindas de alimentos de origem animal como: carnes, peixes, aves, ovos e laticínios, de proteínas de alta qualidade. Seu corpo absorve estas proteínas de maneira mais eficiente. Elas podem ser usadas sem desperdício para sintetizar outras proteínas. As proteínas provenientes de plantas, grãos, frutas, vegetais, legumes (feijões), nozes e sementes, muitas vezes, possuem quantidades limitadas de alguns aminoácidos, o que significa que o seu conteúdo nutricional não é tão alto quando comparado com as proteínas de origem animal.

O padrão básico de comparação do valor das proteínas nos alimentos é o ovo. Os cientistas em nutrição deram arbitrariamente ao ovo um valor biológico de 100%, significando que, grama por grama, é o alimento com o melhor suprimento de proteínas completas. Outros alimentos que possuem proporcionalmente mais proteínas podem não ser tão valiosos quanto o ovo, porque lhes faltam quantidades suficientes de um ou outro aminoácido.

O termo usado para descrever o valor das proteínas em qualquer comida é o escore de aminoácidos. Como o ovo contém todos os aminoácidos essenciais, ele marca 100. A Tabela 6-1 mostra a qualidade proteica de alimentos representativos em relação ao ovo.

Tabela 6-1: Estimativa de aminoácidos presentes nos alimentos

Alimento	*Conteúdo Proteico (gramas)*	*Escore de aminoácido (comparado ao ovo)*
Ovo	33	100
Peixe	61	100
Carne vermelha	29	100
Leite (integral, de vaca)	23	100
Soja	29	100
Feijão	22	75
Arroz	7	62 — 66
Milho	7	47
Trigo	13	50
Trigo (farinha branca)	12	36

Nutritive Value of Foods (Washington, D.C.: US Department of Agriculture, 1991), George M. Briggs e Doris Howes Calloway, Nutrition and Physical Fitness, 11ª edição (New York: Holt, Rinehart and Winston, 1984).

Proteínas completas e incompletas

Outra maneira de classificar as proteínas é como completas ou incompletas. Uma proteína completa é aquela que contém grandes quantidades de todos os aminoácidos essenciais. Já a proteína incompleta não. Uma proteína com um nível baixo em um específico aminoácido é chamada de proteína limitante porque ela pode produzir apenas a quantidade de tecido quanto à menor quantidade do aminoácido necessário. É possível melhorar a qualidade da proteína dos alimentos contendo proteínas limitadas ao comer junto com outras proteínas que contenham quantidades suficientes dos aminoácidos limitados. Combinar alimentos para criar proteínas completas se chama complementaridade.

Por exemplo, o arroz possui um nível baixo do aminoácido essencial lisina e o feijão possui um nível baixo do aminoácido essencial metionina. Ao comer arroz com feijão, estará melhorando, ou completando, as proteínas de ambos. Aqui estão algumas categorias de alimentos com proteínas incompletas:

- **Grãos:** cevada, pão, trigo, fubá e panquecas.
- **Leguminosas:** feijão preto, feijão fradinho, fava, feijão roxo, lentilha, manteiga de amendoim, amendoim, ervilha, vagem e feijão branco.
- **Nozes e sementes:** amêndoas, castanha-do-Pará, castanha-de-caju, pecãs, nozes, sementes de abóbora, gergelim e sementes de girassol.

Para que os alimentos se complementem é preciso comê-los juntos. Em outras palavras, arroz e feijão em uma refeição, nunca arroz no almoço e feijão no jantar. A Tabela 6-2 mostra como combinar os alimentos para melhorar a qualidade de suas proteínas.

Tabela 6-2: Como combinar alimentos para complementar proteínas

Esta comida	*Complementa esta comida*	*Exemplos*
Grãos integrais	Leguminosas (feijão)	Arroz e feijão
Laticínios	Grãos integrais	Sanduíche de queijo, massa com queijo, panquecas (trigo e leite/ovos)
Leguminosas (feijão)	Nozes e/ou sementes	Sopa chili (feijão) com sementes de alcarávia
Laticínios	Leguminosas (feijão)	Chili com queijo

Laticínios	Nozes e sementes	Iogurte com nozes picadas

A Quantidade de Proteína Necessária

A *National Academy of Sciences Food and Nutrition Board* responsável pela definição dos requisitos (por exemplo, das DDRs) para vitaminas e minerais, também define os objetivos para o consumo diário de proteínas. Assim como os outros nutrientes, a academia possui diferentes recomendações para diferentes grupos de pessoas: jovens ou velhos, homens ou mulheres.

Calculando a quantidade correta

Como regra geral, a *National Academy of Sciences* diz que pessoas saudáveis precisam obter entre 10% a 15% das calorias diárias a partir de proteínas. De maneira mais específica, ela define uma ingestão diária de referência (IDR) de 45 gramas de proteínas ao dia para uma mulher saudável e 52 gramas ao dia para um homem saudável.

Estas quantidades podem ser obtidas com facilidade a partir de duas ou três porções de carne magra, peixe ou ave (21 gramas cada um). Os vegetarianos podem obter as proteínas necessárias a partir de dois ovos (12 a 16 gramas), duas fatias de queijo desnatado (10 gramas), quatro fatias de pão (três gramas cada fatia) e uma xícara de iogurte (10 gramas).

Como evitar a deficiência proteica

O primeiro sinal de deficiência proteica é a ocorrência de músculos fracos: ele é o tecido corporal mais dependente das proteínas. Por exemplo, crianças que não obtém proteínas suficientes possuem músculos atrofiados e fracos. Elas podem também ter cabelos finos, a pele pode estar coberta de feridas e exames sanguíneos podem mostrar que o nível de albumina está abaixo do normal. A albumina é a proteína que ajuda a manter o balanço hídrico do corpo, mantendo uma quantidade correta de líquidos dentro e fora das células.

A deficiência proteica também pode ser vista no sangue. Os glóbulos vermelhos vivem durante 120 dias. As proteínas são necessárias para a produção de novos glóbulos vermelhos. Aqueles com uma baixa ingestão de proteínas podem se tornar anêmicos, tendo menos glóbulos vermelhos do que o necessário. A deficiência proteica também pode aparecer como retenção de líquidos (a barriga grande em uma criança faminta), perda de cabelo e de massa muscular causada por uma tentativa do corpo de proteger a si mesmo ao digerir as proteínas presentes nos próprios tecidos musculares. É por isso que vítimas de inanição são, literalmente, pele e osso.

Aumentando a ingestão de proteínas: considerações especiais

Qualquer um que esteja construindo tecidos novos rapidamente precisa de proteínas a mais. Por exemplo, a ingestão diária de referência (IDR) de proteínas para mulheres que estejam grávidas, ou amamentando, é de 71 gramas por dia. As lesões também aumentam as exigências de proteínas. Um corpo lesionado lança quantidades acima do normal de hormônios destruidores de proteínas, a partir da hipófise e das glândulas suprarrenais. É necessária uma quantidade maior de proteínas para proteger os tecidos existentes e após uma perda de sangue intensa, as proteínas a mais são essenciais na produção de novas hemoglobinas para os glóbulos vermelhos. Cortes, queimaduras ou procedimentos cirúrgicos requerem maior quantidade de proteínas para ajudar a construir uma nova pele ou novas células musculares. As fraturas significam proteínas a mais porque serão necessárias para a construção de um novo osso. A necessidade por proteína é tão importante quando se está gravemente enfermo que não é possível ingerir as proteínas pela boca: é dada uma solução intravenosa de aminoácidos com glicose (açúcar) ou com gordura emulsionada.

Os atletas precisam de mais proteínas do que nós? Pesquisas recentes sugerem que a resposta é positiva. Os atletas conseguem atingir as suas necessidades aumentando a quantidade de comida em sua dieta normal.

Como evitar o excesso de proteínas

Sim, é possível ingerir proteínas em excesso. Muitas condições médicas tornam a digestão e o processamento difícil. Como resultado, os resíduos se acumulam em diferentes partes do corpo.

Aqueles que possuem doenças no fígado ou nos rins não conseguem processar as proteínas de maneira eficiente em ureia ou não conseguem excretá-la eficientemente através da urina. O resultado pode gerar pedras nos rins devido ao ácido úrico ou envenenamento urêmico (quantidade excessiva de ácido úrico no sangue). A dor associada à gota (uma forma de artrite que afeta nove homens para cada mulher) é causada pelos cristais de ácido úrico que se acumulam nos espaços entre as juntas. Os médicos recomendam uma dieta com baixa ingestão de proteínas como parte do tratamento nestas situações.

Capítulo 7

O Lado Negro da Gordura e do Colesterol

Neste Capítulo

- Avaliando o valor da gordura
- Descobrindo diferentes tipos de gordura nos alimentos
- Explicando porque o colesterol é necessário
- Balanceando a gordura (e o colesterol) na sua dieta

O nome químico para gorduras e compostos relacionados, como colesterol, é lipídios (proveniente de *lipos*, palavra grega para gordura). As gorduras líquidas são chamadas de óleos e as gorduras sólidas são chamadas de, bem, gordura que com exceção do colesterol (uma substância gordurosa que não possui calorias e não fornece energia), são nutrientes energéticos. Grama por grama as gorduras possuem mais que o dobro de energia potencial (calorias) do que as proteínas e carboidratos: nove calorias por grama de gordura contra quatro calorias por grama de proteínas ou carboidratos.

Neste capítulo, vou direto ao ponto no quesito gorduras e explico todos os fatos essenciais necessários para que possa montar uma dieta contendo apenas a gordura essencial (sim, você precisa de gordura) para fornecer as quantidades necessárias em toda dieta. Depois falo do vilão: o colesterol. Surpresa! Você também precisa dele.

Os Fatos Sobre a Gordura

As gorduras são fontes de energia que adicionam sabor à comida: pode-se dizer que são o toque especial no filé. No entanto, como todos aqueles que passaram os últimos 30 anos no planeta Terra sabem, as gorduras também podem ser prejudiciais à saúde. O truque está em separar o bom do mau. Confie em mim. Isso é possível. E este capítulo explica como.

Entendendo como o corpo usa a gordura

Aqui está uma frase que provavelmente nunca pensou que fosse ler: um corpo saudável precisa de gordura. O nosso corpo usa as gorduras da dieta (as gorduras que retiramos dos alimentos) para criar novos tecidos e fabricar bioquímicos, como hormônios. Uma parte da gordura corporal feita da gordura dos alimentos é visível. Mesmo que sua pele a cubra, é possível ver a gordura no tecido adiposo (gorduroso) presente nos seios femininos, nos quadris, no bumbum, na barriga ou no abdômen masculino e nos ombros.

Esta gordura corporal visível:

- Fornece uma fonte de energia armazenada;
- Dá forma ao corpo;
- Cobre a pele (imagine sentar em uma cadeira para ler este livro sem o bumbum para amortecer os ossos);
- Atua como uma manta de isolamento que reduz a perda de calor;

Outras gorduras corporais são invisíveis. Não é possível vê-las porque estão embutidas dentro e ao redor dos órgãos internos. A gordura escondida é:

- Parte de cada membrana celular (a pele externa que mantém cada célula unida);
- Um componente da mielina, o material gorduroso que envolve e possibilita que cada célula nervosa envie mensagens elétricas que permitem pensar, ver, falar, mexer e realizar uma gama de tarefas naturais a um corpo vivo. O tecido cerebral também é rico em gorduras;

- É um amortecedor que protege os órgãos (tanto quanto possível) se caímos ou nos lesionamos;
- É um elemento dos hormônios e outros bioquímicos, como vitamina D e bile.

Como tirar energia da gordura

Ainda que as gorduras possuam mais energia (calorias) por grama do que as proteínas e carboidratos, o corpo apresenta mais dificuldade para retirar a energia dos alimentos gordurosos. A gordura flutua no topo da mistura aquosa de comida e líquido dentro do estômago, o que limita o efeito das lipases, enzimas digestivas das gorduras. Como a gordura é digerida mais devagar do que proteínas e carboidratos, você se sente satisfeito (uma condição chamada de saciedade) por mais tempo, após comer uma comida rica em gorduras.

Nos intestinos

Quando a gordura desce pelo trato digestivo até o intestino delgado, um hormônio intestinal chamado de colecistoquinina manda uma mensagem para a vesícula biliar, assinalando para que a bile seja lançada. A bile é um emulsificante, uma substância que permite a gordura se misturar à água, assim as lipases podem começar a quebrar a gordura em glicerol e ácidos graxos. Estes fragmentos menores podem ser armazenados em células especiais (células gordurosas) no tecido adiposo ou podem ser absorvidas pelas células na parede intestinal, onde uma das seguintes ações acontece:

- As gorduras se misturam ao oxigênio (ou queimam) para produzir calor/energia, água e os resíduos produzem dióxido de carbono;
- Elas são usadas para produzir lipoproteínas que transportam gorduras, incluindo o colesterol, através da corrente sanguínea.

No corpo

A glicose, molécula obtida ao digerir carboidratos, é a fonte de energia do corpo. Queimar glicose é mais fácil e mais eficiente do que queimar gordura, portanto, o corpo sempre começa a queimar os carboidratos primeiro. Mas se você já tiver usado toda a glicose disponível — o corpo começa a queimar gordura.

O primeiro passo acontece quando uma enzima das células gordurosas começa a quebrar triglicerídeos armazenados (a forma de gordura do tecido adiposo). A ação da enzima libera glicerol e ácidos graxos, que viajam através do sangue até as células do corpo, onde se combinam com oxigênio para produzir calor/energia e água, muita água, e os resíduos produzem dióxido de carbono. Como todos os que tenham feito uma dieta rica em proteínas ou em gorduras, ou com uma baixa quantidade de carboidratos, como a dieta do Dr. Atkins, poderão lhe dizer que além da água, queimar gordura sem glicose produz um segundo resíduo chamado cetonas. Em casos extremos, altas concentrações de cetonas (uma condição conhecida como cetose) alteram o equilíbrio alcalino (ou pH) do sangue e pode levar até mesmo a um coma. Se não for tratada, a cetose pode levar à morte. Na medicina, esta condição é mais comum entre pessoas com diabetes. Para aqueles com uma dieta baixa em carboidratos, um sinal comum de cetose é a urina com odor desagradável ou hálito com odor de acetona (removedor de esmaltes para unhas).

Foco na gordura dos alimentos

Os alimentos contêm três tipos de gorduras: triglicerídeos, fosfolipídios e esterol. Eis aqui as diferenças:

- **Triglicerídeos:** usamos estas gorduras para produzir tecido adiposo e as queimamos, produzindo energia;
- **Fosfolipídios:** os fosfolipídios são híbridos — parte lipídios, parte fosfatos (uma molécula feita com o mineral fósforo) — que agem como pequenos barcos, carregando hormônios e as vitaminas lipossolúveis A, D, E e K através do sangue e do fluído aquoso que flui entre as membranas das células.
- **Esteróis:** estes compostos feitos de gordura e álcool não possuem calorias. A vitamina D é um esterol. Assim como a testosterona, um hormônio sexual. E também o colesterol, a base com a qual seu corpo constrói hormônios e vitaminas.

Obtendo a quantidade certa de gordura

Obter a quantidade certa de gorduras na dieta requer um equilíbrio delicado. Ao ingerir muito estará aumentando o risco de obesidade, diabetes, doenças do coração e algumas formas de câncer (o risco de câncer de cólon parece estar ligado a uma dieta alta em gorduras provenientes da carne em vez de gorduras provenientes de laticínios). Ao ingerir pouco, as crianças não se desenvolvem ou crescem e todos, não importando a idade, tornam-se incapazes de absorver e usar vitaminas lipossolúveis que amaciam a pele, protegem a visão, fortalecem o sistema imunológico e mantém os órgãos reprodutores funcionando.

Este conselho sobre a ingestão de gorduras é, em especial, para os adultos. Embora muitas organizações, como a *American Academy of Pediatrics*, a *American Heart Association* e a *National Heart, Lung, and Blood Institute*, recomendem restringir a ingestão de gorduras para crianças maiores, elas enfatizam que crianças menores e bebês precisam de ácidos graxos para um crescimento e um desenvolvimento mental apropriado e é por isso que a mãe natureza fez o leite materno tão rico em ácidos graxos. Nunca limite a gordura na dieta do bebê sem antes consultar um pediatra ou nutricionista.

Ácidos graxos essenciais

Um ácido graxo essencial é aquele que o corpo precisa, mas não consegue obter a partir de outras gorduras. É preciso obtê-los integralmente, a partir dos alimentos. O ácido linoleico, encontrado em óleos vegetais, é um ácido graxo essencial. Outros dois, o ácido linolênico e o ácido araquidônico, ocupam uma posição um tanto quanto ambígua. Não é possível fabricá-los do zero, mas é possível produzi-los se tiver ácido linoleico disponível, portanto, cientistas em alimentos discutem se os ácidos linoleico ou araquidônico são essenciais de verdade. Em termos práticos, quem se importa? O ácido linoleico está tão disponível nos alimentos que é improvável que seu corpo enfrente deficiência de algum destes três: ácidos linoleico, linolênico, araquidônico, desde que 2% das calorias diárias venham de gorduras.

Encontrando gordura em todos os tipos de alimentos

Como regra geral:

- Frutas e vegetais apenas possuem traços de gorduras, em especial, ácidos graxos insaturados.
- Os grãos possuem pequenas quantidades de gordura, até 3% do peso total.
- Os laticínios podem variar. O creme de leite é um alimento com alto teor de gorduras. Os leites e queijos integrais possuem gorduras em quantidades moderadas. O leite desnatado e os derivados do leite desnatado são alimentos com baixo teor de gordura. A maioria da gordura em qualquer laticínio é um ácido graxo saturado.
- A carne possui gorduras em quantidades moderadas e a maioria delas é um ácido graxo saturado.
- As aves (frango e peru), sem a pele, possuem quantidades relativamente pequenas de gorduras.
- Os peixes podem ter muita ou pouca gordura, de maneira geral, ácidos graxos insaturados que, para sorte do peixe, permanecem líquidos mesmo que o peixe esteja nadando em águas frias (gorduras saturadas se solidificam quando frias).
- Os óleos vegetais, manteigas e banha são alimentos com alto teor de lipídeos. A maior parte dos ácidos graxos nos óleos vegetais é insaturada. A maior parte dos ácidos graxos da banha e da manteiga é saturada.
- Alimentos processados como: bolos, pães, carnes congeladas ou enlatadas e pratos de vegetais têm, em geral, teores mais altos de gorduras do que grãos comuns, carnes, frutas e vegetais.

A definição de ácidos graxos e sua relação com a gordura na dieta

Os ácidos graxos são os blocos construtores de gorduras. Se fizermos uma abordagem química, um ácido graxo é uma cadeia de átomos de carbono com átomos de hidrogênio ligados e um grupo de carbono-oxigênio-oxigênio-hidrogênio, a unidade que o torna um ácido, no final.

Todas as gorduras nos alimentos são combinações de ácidos graxos. Os nutricionistas caracterizam os ácidos graxos como saturados, monoinsaturados ou poliinsaturados, dependendo da quantidade de átomos de hidrogênio que estejam ligados aos átomos de carbono na cadeia. Quanto maior a quantidade de átomos de hidrogênio, mais saturado será o ácido graxo. Dependendo do tipo de ácido graxo predominante, um alimento gorduroso é também caracterizado como saturado, monoinsaturado ou poliinsaturado.

- A *gordura saturada*, como a manteiga, possui, em sua maioria, ácidos graxos saturados. As gorduras saturadas são sólidas em temperatura ambiente e endurecem mais quando resfriadas.
- A gordura *monoinsaturada*, como o azeite de oliva, possui, em sua maioria, ácidos graxos monoinsaturados. As gorduras monoinsaturadas são líquidas em temperatura ambiente, elas engrossam quando resfriadas.
- A *gordura poliinsaturada*, como o óleo de milho, possui, em sua maioria, ácidos graxos poliinsaturados. As gorduras poliinsaturadas são líquidas em temperatura ambiente e se mantêm líquidas quando resfriadas.

A Tabela 7-1 mostra os tipos de ácidos graxos encontrados em algumas gorduras alimentares e óleos mais comuns. As gorduras são caracterizadas de acordo com o seu ácido graxo predominante. Por exemplo, como você pode ver na tabela simplificada, aproximadamente 25% dos ácidos graxos no óleo de milho são ácidos graxos monoinsaturados, portanto, como o óleo de milho tem mais gordura poliinsaturada, o óleo de milho é considerado um ácido graxo poliinsaturado. Nota para os especialistas em matemática: alguns dos totais na Tabela 7-1 não chegam a 100% porque estas gorduras e óleos também contêm outros tipos de ácidos graxos em quantidades tão pequenas que não afetam a característica básica da gordura.

Tabela 7-1: Que tipos de ácidos graxos existem naquela gordura ou óleo?

Gordura ou óleo	*Ácido Graxo Saturado (%)*	*Ácido graxo monoinsaturado (%)*	*Ácido graxo Poliinsaturado(%)*	*Tipo de gordura ou óleo*
Óleo de canola	7	53	22	Monoinsaturado
Óleo de milho	13	24	59	Poliinsaturado
Azeite de Oliva	14	74	9	Monoinsaturado
Óleo de palma	52	38	10	Saturado
Óleo de amendoim	17	46	32	Monoinsaturado
Óleo de girassol	9	12	74	Poliinsaturado
Óleo de Soja	15	23	51	Poliinsaturado
Óleo de algodão	18	29	48	Poliinsaturado
Manteiga	62	30	5	Saturado
Banha	39	45	11	Saturado*

**Já que mais de um terço de suas gorduras são saturadas, os nutricionistas rotulam a banha como uma gordura saturada.*

Nutritive Value of Foods (Washington D.C.: US Department of Agriculture), Food and Life (New York: American Council on Science and Health).

Considerações Sobre o Colesterol e Você

Neste capítulo, mencionei que o corpo, na verdade, precisa de gordura e aqui está outra frase que irá fazê-lo perder a sua cabeça nutricional: todo corpo saudável precisa de colesterol. Olhe com cuidado e encontrará colesterol dentro e fora das células, no tecido adiposo, nos órgãos e nas glândulas. O que ele está fazendo lá? Muitas ações. Por exemplo:

- Protege a integridade das membranas celulares;
- Ajuda a permitir que as células mandem mensagens para todos os lados;
- Ele é um bloco construtor para a vitamina D (um esterol) produzido quando a luz do sol atinge a gordura abaixo da pele;
- Permite que a vesícula biliar produza ácidos da bile, substâncias químicas digestivas que permitam a absorção de gorduras e nutrientes lipossolúveis, como a vitamina A, vitamina D, vitamina E e vitamina K;
- É uma base na qual construímos hormônios esteroides, como estrogênio e testosterona.

O colesterol e as doenças cardíacas

Os médicos medem os níveis de colesterol ao tirar uma amostra de sangue e contar os miligramas de colesterol presentes em um decilitro (1/10) de sangue. Quando recebemos o relatório anual do médico, o nível total de colesterol é algo assim: 225 mg/dl. Tradução: você tem 225 miligramas de colesterol em cada décimo de litro de sangue. Por que isso é importante? Porque o colesterol se desloca até os vasos sanguíneos, gruda nas paredes e forma depósitos que, mais tarde, irão bloquear o fluxo de sangue. Quanto mais colesterol estiver flutuando no sangue, maiores serão as probabilidades de que ele vá para as artérias, onde poderá aumentar os riscos de um infarto cardíaco ou de um AVC.

CUIDADO!

Como regra geral, o *National Cholesterol Education Program* (NCEP) afirma que, no caso de adultos, os níveis de colesterol acima de 250 mg/dl são considerados como um fator de risco elevado para doenças cardíacas. Entre 200 mg/dl e 250 mg/dl é considerado um fator de risco moderado e abaixo de 200 mg/dl é considerado como um fator de risco baixo.

DICA

Mas os níveis de colesterol não fazem uma história completa. Muitas pessoas com níveis elevados de colesterol vivem até uma idade avançada, mas outros com níveis de colesterol baixos desenvolvem doenças cardíacas. Ou ainda pior, pesquisas recentes indicam que níveis de colesterol baixo podem aumentar o risco de um AVC. Em outras palavras, o colesterol é apenas mais um dos muitos fatores de risco para doenças do coração. Veja mais alguns:

- Uma relação desfavorável de lipoproteínas (veja o tópico seguinte);
- Fumo;
- Obesidade;
- Idade (quanto mais idosos, maior é o risco);
- Sexo (homens são mais propensos aos riscos);
- História familiar de doenças do coração.

Para ter uma estimativa do próprio risco de doenças cardíacas/infarto cardíaco, veja a calculadora de riscos de um infarte da NCEP em `http://portaldocoracao.uol.com.br/calculos.php`

Vivendo com lipoproteínas

PAPO DE ESPECIALISTA

As lipoproteínas nascem como quilomícrons, nas células do intestino, a partir de proteínas e triglicerídeos (gorduras). Após 12 horas de viagem através do sangue e ao redor do corpo, um quilomícrom praticamente perdeu todas as suas gorduras. Quando o quilomícrom chegar ao fígado, o único resíduo será a proteína.

O fígado, uma verdadeira fábrica de gordura e colesterol, recolhe fragmentos de ácidos graxos do sangue e os usa para produzir colesterol e novos ácidos graxos. Pausa! A quantidade de colesterol absorvido dos alimentos pode afetar a produção diária do fígado: se comer mais colesterol o seu fígado produzirá menos. Se comer menos colesterol o seu fígado produzirá mais. E assim por diante.

Aviso de despejo às lipoproteínas perigosas

Muito bem, depois que o fígado produziu colesterol e ácidos graxos, ele junta às proteínas, formando lipoproteínas de muita baixa densidade (VLDL) que possuem mais proteínas e são mais densas do que suas precursoras, as quilomícrom. Enquanto as VLDLs viajam pela corrente sanguínea, elas perdem triglicerídeos, carregam colesterol e as transformam em lipoproteínas de baixa densidade (LDL). As LDLs fornecem colesterol para as células do corpo, que é usado para criar novas membranas celulares e para criar compostos esteróis, como hormônios. Esta é a boa notícia.

A má notícia é que tanto os VLDLs e quanto os LDLs são tão macios e escorregadios que são capazes de passar pelas paredes dos vasos sanguíneos. Quanto maiores e mais lisas elas forem, maiores são as probabilidades de que possam se infiltrar pelas artérias, o que significa que as VLDLs são mais prejudiciais à saúde do que as LDLs. Estas lipoproteínas fofas e gordurosas carregam o colesterol para os vasos sanguíneos, onde poderão grudar na parede interna, formando depósitos ou placas. Estas placas podem, mais tarde, bloquear uma artéria, evitar que o sangue passe e iniciar um ataque cardíaco ou um AVC. Entendeu tudo?

É por isso que um nível elevado de HDL pode reduzir o risco de infartes seja qual for o seu nível de colesterol. Do mesmo modo, um nível elevado de LDLs pode aumentar o risco de infartes, mesmo que seu nível total de colesterol seja baixo. Ei, pensando bem, talvez isso os qualifique como colesteróis “bons” ou “maus”.

Colocando limites nos vilões

Em um determinado momento, no raiar da Era do Colesterol, há cerca de cinco anos, o limite superior considerado “seguro” para os LDLs era estar em cerca de 160 mg/dl. Hoje, o *National Heart, Lung, and Blood Institute*, o *American College of Cardiology* e a *American Heart Association* aprovaram as recomendações do Programa Nacional de Educação sobre o Colesterol (NCEP), para novos níveis mais baixos de LDL, baseados na presença de fatores de risco listados sob o nome de “Colesterol e doenças cardíacas”. Você sabe: diabetes, pressão alta, obesidade.

A nova meta para pessoas saudáveis com dois ou mais fatores de riscos, é diminuir os LDLs para abaixo de 130 mg/dl, para pacientes com altos riscos de doenças cardíacas ou problemas nos vasos sanguíneos e mais de dois fatores de risco, seus LDls devem estar abaixo de 100 mg/dl. Para pacientes com um risco muito elevado, hospitalizados com doenças cardíacas ou donos de uma doença cardíaca e muitos fatores de risco, os LDLs devem estar abaixo de 70 mg/dl. Se necessário, a NCEP sugere o uso de drogas inibidores de colesterol, as estatinas, como a Atorvastatin (Lipitor).

Dieta e Colesterol

A maior parte do colesterol necessário é produzida no seu próprio fígado, que produz cerca de um grama (1000 miligramas) por dia, a partir de materiais brutos encontrados nas proteínas, gorduras e carboidratos consumidos. No entanto, também é possível obter colesterol a partir de alimentos de origem animal: carnes, aves, peixes, ovos e laticínios. Mesmo que alguns elementos de origem vegetal, como cocos e grãos de cacau, sejam riscos em gorduras saturadas, nenhuma planta possui colesterol. A Tabela 7-2 lista a quantidade de colesterol em porções normais de alguns alimentos representados.

Já que as plantas não contêm colesterol, nenhum alimento de origem vegetal está presente nessa lista. Nenhum cereal. Nenhuma fruta. Nenhuma verdura ou legume. Nenhuma noz ou sementes. É claro, é possível entupir alimentos vegetais com colesterol: basta adicionar manteiga ao pão, queijo ao macarrão, molho cremoso nas ervilhas e cebolas, creme chantilly nas peras, e assim por diante.

Tabela 7-2: Quanto colesterol está presente no prato?

Alimento	*Porção*	*Colesterol (mg)*
Carnes		
Carne vermelha (ensopada) magra e gorda	85 gramas	87
Carne (ensopada) magra	62 gramas	66
Carne (moída) magra	85 gramas	74

Tabela 7-2: Quanto colesterol está presente no prato? (Continuação)

Alimento	*Porção*	*Colesterol (mg)*
Bife de contrafilé	85 gramas	77
Bacon	3 fatias	16
Chuleta de porco, magra	70 gramas	71
Alimento	Porção	Colesterol (mg)
Aves		
Frango (assado), peito	85 gramas	73
Frango (assado), coxa	85 gramas	78
Peru (assado) peito	85 gramas	59
Peixes		
Mariscos	85 gramas	43
Linguado	85 gramas	59
Ostras (cruas)	1 xícara	120
Salmão (enlatado)	85 gramas	34
Salmão (assado)	85 gramas	60
Atum (enlatado em água)	85 gramas	48
Atum (enlatado em óleo)	85 gramas	55
Queijos		
Fundido	28 gramas	27
Cheddar	28 gramas	30
Cream cheese	28 gramas	31
Muçarela (integral)	28 gramas	22
Muçarela (light)	28 gramas	15
Suiço	28 gramas	26

(continua)

Tabela 7-2: Quanto colesterol está presente no prato? (Continuação)

Alimento	*Porção*	*Colesterol (mg)*
Leite		
Integral	220 ml	33
Semidesnatado	220 ml	18
Desnatado	220 ml	10
Outros laticínios		
Manteiga	colherada	11
Outros		
Ovos, grandes	1	213
Banha	1 colher de sopa	12

Nutritive Value of Foods (Washington, D.C.: U.S. Department of Agriculture).

Capítulo 8

Carboidratos: Uma História Complexa

Neste Capítulo

- A descoberta dos diferentes tipos de carboidratos
- Entendendo como o corpo usa os carboidratos
- Caprichando nos carboidratos antes de uma competição esportiva
- Valorizando a fibra alimentar

Os carboidratos — o nome significa carbono mais água — são compostos de açúcar que as plantas produzem quando são expostas à luz. Este processo de produção de compostos de açúcar se chama fotossíntese, que vem das palavras latinas "luz" e "unir".

Neste capítulo, forneço uma visão sobre os diferentes tipos de carboidratos, iluminando todos os recantos e esquinas nutricionais para explicar como cada um contribui para o seu vigor e para a sua energia: sem mencionar para um cardápio diário delicioso.

Os Fatos Sobre os Carboidratos

Os carboidratos podem ser classificados em três variedades: simples, complexos e fibra alimentar. Todos são compostos de unidades de açúcar. O que diferencia um carboidrato do outro é a quantidade de unidades de açúcar que ele contém e como estas unidades são ligadas.

- **Carboidratos simples:** estes carboidratos possuem apenas uma ou duas unidades de açúcar.
  - O carboidrato com apenas uma unidade de açúcar é chamado de açúcar simples ou monossacarídeo (mono = um, sacarídeo = açúcar). A Frutose (açúcar da fruta) é um monossacarídeo, assim como a glicose (açúcar do sangue), o açúcar produzido ao digerir carboidratos, e a galactose, o açúcar derivado da digestão da lactose (açúcar do leite).
  - Um carboidrato com duas unidades de açúcar é chamado de dissacarídeo (di = dois). A sacarose (açúcar de mesa), feita de uma unidade de frutose e uma unidade de glicose, é um dissacarídeo.
- **Carboidratos complexos:** também conhecidos como polissacarídeos (poli = muitos), estes carboidratos possuem mais de duas unidades de açúcar ligados um ao outro. Os carboidratos com três a dez unidades de açúcar, algumas vezes, são chamados de oligossacarídeos (oligo = pouco).
  - A Rafinose é um trissacarídeo (tri = três) encontrado em batatas, feijões e beterrabas. Ela possui uma unidade de galactose, uma de glicose e mais uma de frutose.
  - A Estaquiose é um tetrassacarídeo (tetra = quatro) encontrado nos mesmos vegetais mencionados no item anterior. Ela possui uma unidade de frutose, uma unidade de glicose e duas unidades de galactose.
  - O amido, um carboidrato complexo encontrado em batatas, massas e arroz é, com certeza, um polissacarídeo, feito com muitas unidades de glicose.

- **Fibra alimentar:** este termo é usado para distinguir a fibra presente nos alimentos dentre as fibras naturais e sintéticas (seda, algodão, lã, nylon) usadas nas fábricas. A fibra alimentar é um terceiro tipo de carboidrato.
  - Assim como os carboidratos complexos, a fibra alimentar (celulose, hemicelulose, pectina, beta-glucanas, goma) é um polissacarídeo. A Lignina, um tipo diferente de substância química, também é chamada de fibra alimentar.
  - Alguns tipos de fibra alimentar também contêm unidades de ácidos urônicos solúveis ou insolúveis, compostos derivados dos açúcares frutose, glicose e galactose. Por exemplo, a pectina, uma fibra solúvel presente nas maçãs, contém ácido galacturônico solúvel.

DICA

A fibra alimentar não é igual aos outros carboidratos. As ligações que unem suas unidades de açúcar não podem ser quebradas pelas enzimas digestivas humanas. Ainda que as bactérias que vivem naturalmente no nosso intestino possam transformar pequenas quantidades de fibra alimentar em ácidos graxos, a fibra alimentar não é considerada como fonte de energia.

Carboidratos e energia: Uma história de amor bioquímica

Seu corpo funciona a partir de glicose, as moléculas que suas células queimam para obter energia.

As proteínas, gorduras e álcool (presente na cerveja, vinho e licores) também fornecem energia sob a forma de calorias. E a proteína fornece glicose, mas demora mais tempo para que seu corpo a obtenha.

Quando você come carboidratos, seu pâncreas secreta insulina, o hormônio que lhe permite utilizar amidos e açúcares. A liberação de insulina é algumas vezes chamada de exocitose de insulina — o que significa o mesmo que "secreção de insulina" — mas soa muito mais ameaçador.

A ingestão de carboidratos simples como sacarose (açúcar de mesa) provoca uma secreção de insulina mais alta do que a de carboidratos complexos, como o amido. Se possuir um distúrbio metabólico, como a diabetes, que o impeça de produzir insulina suficiente, é preciso tomar cuidado para não ingerir mais carboidratos do que possa digerir. Os açúcares não metabolizados que circulam no seu sangue podem deixá-lo tonto e até mesmo levá-lo a um coma diabético.

A maioria das pessoas não possui um distúrbio metabólico, como a diabetes — que interfira na habilidade de digerir carboidratos — podem metabolizar grandes quantidades de alimentos com carboidratos com facilidade. A secreção de insulina se eleva para atender à demanda e rapidamente volta ao normal. Em outras palavras, ainda que alguns programas populares de perda de peso, como a Dieta de South Beach, confiem no índice glicêmico como uma ferramenta para a perda de peso, o problema permanece para a maioria de pessoas: um carboidrato é um carboidrato, sem importar a velocidade com que o açúcar entre na corrente sanguínea. Leia mais sobre o tema em *Diabetes Para Leigos, Tradução da 2ª Edição,* já publicado pela Editora Alta Books.

Para informações sobre o porquê da diferença entre carboidratos complexos e simples pode ser importante para atletas, leia o tópico chamada de "Quem precisa de mais carboidratos?".

Como a glicose se transforma em energia?

No interior das suas células, a glicose é queimada para produzir calor e trifosfato de adenosina, uma molécula que armazena e libera energia conforme a necessidade da célula. Aliás, os cientistas de nutrição, que possuem o mesmo problema de pronunciação de palavras grandes como você, geralmente se referem ao trifosfato de adenosina pelas suas iniciais: ATP. Isso é que é inteligência!

A transformação da glicose em energia ocorre de duas maneiras: com oxigênio ou sem ele. A glicose é transformada em energia com oxigênio na mitocôndria, que são pequenos corpos que flutuam na substância gelatinosa presente dentro de cada célula. Esta conversão libera energia (ATP, calor) mais água e dióxido de carbono, um resíduo.

Os glóbulos vermelhos não possuem mitocôndrias, por isso eles transformam a glicose em energia sem oxigênio. Isso gera energia (ATP, calor) e ácido láctico.

A glicose também é transformada em energia nas células musculares. Quando se trata da produção de energia a partir da glicose, as células musculares são duplamente poderosas. Elas possuem mitocôndria, portanto, podem processar a glicose com oxigênio. Mas se o nível de oxigênio nas células musculares diminuir muito, as células podem se adiantar e transformar a glicose em energia sem ele. É mais provável que isso aconteça quando se está exercitando de maneira tão árdua que você (e seus músculos), literalmente, perdem o fôlego.

CUIDADO!

Ser capaz de transformar a glicose em energia sem oxigênio é uma mão na roda, mas aqui está o lado negativo: um dos subprodutos é o ácido láctico. Por que ele é tão importante? O excesso de ácido láctico faz seus músculos doerem.

Como as massas vão para os quadris quando carboidratos demais passam pela boca

As suas células armazenam energia com muito cuidado. Elas não armazenam mais do que precisam neste exato momento. Qualquer glicose que a célula não precise para seu trabalho diário é transformada em glicogênio (amido animal) e guardada como energia armazenada no seu fígado e músculos.

Seu corpo consegue armazenar cerca de 400 gramas de glicogênio no fígado e nas células musculares. Um grama de carboidratos, incluindo a glicose, possui quatro calorias. Se adicionar toda a glicose armazenada como glicogênio à pequena quantidade de glicose nas suas células e sangue, isso equivale a 1.800 calorias de energia.

Se a sua dieta fornece mais carboidratos do que os necessários para produzir esta quantidade de calorias armazenadas em forma de glicose e glicogênio nas suas células, músculos e fígado, o excesso se transformará em gordura. E é assim que as massas acabam parando nos quadris.

Outra maneira do corpo usar os carboidratos

Fornecer energia é um trabalho importante, mas não é o único que o carboidrato faz por você. Os carboidratos também protegem seus músculos. Quando precisamos de energia, nosso corpo procura por glicose vinda primeiramente dos carboidratos. Se não houver nenhuma disponível devido a uma dieta restritiva de carboidratos ou por uma condição médica que impeça o uso dos alimentos com carboidratos, seu corpo começa a puxar energia do tecido gorduroso e, então, começa a queimar seu próprio tecido proteico (músculos). Se este uso de energia proveniente de proteínas continua durante muito tempo, o combustível acaba e a pessoa morre.

Uma dieta que forneça quantidades suficientes de carboidratos evita que o corpo consuma seus próprios músculos. É por isso que, uma dieta rica em carboidratos é algumas vezes descrita como poupadora de proteínas.

O que mais fazem os carboidratos? Eles:

- Regulam a quantidade de açúcar circulando no sangue para que todas as células consigam obter a energia necessária;
- Fornecem nutrientes para as bactérias amigas no seu trato intestinal que ajudam a digerir a comida;
- Ajudam seu corpo a absorver o cálcio.
- Podem ajudar a diminuir os níveis de colesterol e regulam a pressão sanguínea. Estes efeitos são benefícios especiais da fibra alimentar, que discuto em "Fibra Alimentar: O Não nutriente nos alimentos com carboidratos", mais adiante Neste Capítulo.

Encontrando os carboidratos necessários

As fontes mais importantes de carboidratos são os alimentos de origem vegetal: frutas, vegetais e grãos. O leite e os laticínios contêm o carboidrato lactose (açúcar do leite), mas a carne, os peixes e as aves não possuem nenhum carboidrato.

No outono de 2002, a *National Academy of Sciences Institute of Medicine* (IOM) lançou um relatório recomendando que 45% a 65% das calorias diárias viessem de alimentos ricos em carboidratos. A *Food Guide Pyramid* facilita a construção de uma dieta nutritiva e rica em carboidratos com porções baseadas na quantidade de calorias consumidas a cada dia em:

- 6 a 11 porções de grãos (pão, cereais, massas, arroz);
- 2 a 4 porções de frutas;
- 3 a 5 porções de vegetais.

Estes alimentos fornecem carboidratos simples, carboidratos complexos e um bônus natural de fibra alimentar.

Alguns problemas com os carboidratos

Algumas pessoas têm dificuldades em lidar com os carboidratos. Por exemplo, aqueles que possuem a diabetes do tipo 1 ("dependentes de insulina") não produzem quantidades suficientes de insulina, o hormônio necessário para carregar toda a glicose produzida pelos carboidratos para as células do corpo. Como consequência, a glicose continua circulando no sangue até ser excretada através dos rins. Esta é uma maneira de saber se alguém possui diabetes: testar o nível de açúcar presente na urina da pessoa.

Outras pessoas não digerem carboidratos porque seus corpos não possuem enzimas específicas necessárias para quebrar as ligações que unem as unidades de açúcar dos carboidratos. Por exemplo, muitas (há quem diga algumas) pessoas da Ásia, África, Oriente Médio, América do Sul e Europeus são deficientes em lactase, a enzima que quebra a lactose (açúcar do leite) em glicose e galactose. Se eles consomem leite ou laticínios terminam com um monte de lactose não digerida no trato intestinal. Esta lactose não digerida deixa as bactérias que vivem ali muito felizes, mas não a pessoa dona do intestino: enquanto as bactérias se banqueteiam no açúcar não digerido, elas excretam resíduos que dão ao hospedeiro gases e cólicas.

Fibra Alimentar: O Não Nutriente nos Alimentos com Carboidratos

A fibra alimentar é um grupo de carboidratos complexos que não são fonte de energia para seres humanos. Como as enzimas digestivas humanas não conseguem quebrar as ligações que unem as unidades de açúcar da fibra, as fibras não adicionam calorias à sua dieta e não podem ser transformadas em glicose.

Os ruminantes (animais como as vacas, que ruminam) possuem uma combinação de enzimas digestivas e micróbios digestivos que permite a eles extrair os nutrientes das fibras alimentares insolúveis (celulose e algumas hemiceluloses). Mas nem mesmo estas criaturas conseguem retirar nutrientes da lignina, uma fibra insolúvel presente nos caules e folhas de plantas e predominantes na madeira. Como resultado, o Departamento de Agricultura dos Estados Unidos especificamente proibiu o uso de madeira ou serragem nas rações animais.

Só porque você não consegue digerir fibras alimentares não significa que ela não possa ser uma parte valiosa da sua dieta. O oposto também é verdade. A fibra alimentar é valiosa porque não conseguimos digeri-la!

Os dois tipos de fibra alimentar

Os nutricionistas classificam as fibras alimentares como fibras insolúveis ou solúveis, dependendo da capacidade de se dissolver na água (os dois tipos de fibras resistem às enzimas digestivas humanas).

- **Fibra insolúvel:** este tipo de fibra inclui a celulose, algumas hemiceluloses e a lignina encontrada em grãos integrais e outras plantas. Este tipo de fibra alimentar é um laxante natural. Ele absorve água, ajuda você a se sentir mais satisfeito depois das refeições e estimula as paredes intestinais a se contraírem e relaxarem. Estas contrações naturais, chamadas de peristaltismo, movimentam os materiais sólidos através do trato digestivo.

  Ao movimentar os alimentos rapidamente através dos intestinos, a fibra insolúvel pode ajudar a aliviar ou prevenir distúrbios digestivos, como constipação ou diverticulite (infecção que ocorre quando a comida fica presa em pequenas bolsas da parede do cólon). A fibra insolúvel também dá volume e torna as fezes mais macias, reduzindo o risco de desenvolvimento de hemorroidas e diminuindo o desconforto que elas causam.

- **Fibra solúvel:** esta fibra, como as pectinas nas maçãs e os beta-glucanas na aveia e na cevada, parece diminuir a quantidade de colesterol circulando no sangue (seu nível de colesterol). Esta tendência pode ser a razão pela qual uma dieta rica em fibras parece oferecer alguma proteção contra doenças do coração.

DICA

Eis os benefícios para aqueles que seguem esta dieta: as fibras solúveis formam um gel na presença de água, o que acontece quando as maçãs e a aveia chegam ao trato digestivo. Assim como a fibra insolúvel, a fibra solúvel pode fazê-lo se sentir mais satisfeito sem a adição de calorias.

PAPO DE ESPECIALISTA

A fibra alimentar solúvel normal não pode ser digerida e seu corpo não a absorve.

Obtendo fibras dos alimentos

É possível encontrar fibras em todos os alimentos de origem vegetal: frutas, vegetais e grãos. No entanto, não se encontra nenhum tipo de fibra em alimentos de origem animal: carne, peixe, aves, leite, laticínios e ovos.

Uma dieta balanceada com muitos alimentos de origem vegetal fornece tanto as fibras solúveis como as insolúveis. A maioria dos alimentos contém ambas as fibras, mesmo que a balança tenda a favorecer um ou outro tipo. Por exemplo, a fibra predominante na maçã é a pectina (uma fibra solúvel), mas a casca da maçã também possui um pouco de celulose, hemicelulose e lignina.

A Tabela 8-1 mostra quais alimentos são boas fontes de tipos específicos de fibra. Uma dieta rica em alimentos de origem vegetal (frutas, vegetais e grãos) lhe dá as quantidades adequadas de fibra alimentar.

Tabela 8-1: Fontes de diferentes tipos de fibra

Fibra	*Onde encontrar*
Fibras Solúveis	
Pectina	Frutas (maçãs, morangos e frutas cítricas)
Beta-glucanas	Aveia, cevada
Goma	Feijão, cereais (aveia, arroz, cevada), sementes, algas
Fibras Insolúveis	
Celulose	Folhas (repolho), raízes (cenouras, beterrabas), farelos, trigo integral, feijão
Hemicelulose	Cascas de sementes (farelo, grãos integrais)
Lignina	Caules, folhas a casca de plantas

Qual é a quantidade de fibras necessária?

De acordo com o Departamento de Agricultura dos Estados Unidos, a mulher americana média consome aproximadamente 12 gramas de fibra por dia e o homem americano médio consome 17 gramas.

Estes números estão muito abaixo das novas recomendações da IOM (*Institute of Medicine*), que por conveniência estão listados aqui:

- 25 gramas por dia se for uma mulher com menos de 50 anos
- 38 gramas por dia se for um homem com menos de 50 anos
- 21 gramas por dia se for uma mulher com mais de 50 anos
- 30 gramas por dia se for um homem com mais de 50 anos

Acredita-se que as quantidades de fibra alimentar recomendadas pelo IOM fornecem os benefícios sem causar os desconfortos relacionados à fibra. Desconfortos? Como quais? E como saber se os tenho?

Confie em mim. Se comer mais fibras do que o suficiente, seu corpo dirá de imediato. Elas podem irritar o trato intestinal, que irá mandar um protesto inconfundível na forma de gás intestinal ou diarreia. Em casos extremos, se não beber líquido suficiente para umedecer e amaciar a fibra ingerida para que ela possa deslizar através do trato digestivo, a fibra alimentar pode formar uma massa que pode se transformar em uma obstrução intestinal.

DICA

Se decidir aumentar a quantidade de fibras em sua dieta, siga este conselho:

- Sempre consulte o rótulo nutricional quando estiver comprando. Quando escolher entre produtos similares, leve aquele que tiver o maior conteúdo de fibras por porção.
- Beba bastante líquido. A fibra alimentar é como uma esponja, ela se encharca de líquido, o aumento na ingestão de fibras pode privar as células da água necessária para que elas possam realizar seu trabalho diário.

DISCURSO OFICIAL

A Tabela 8-2 mostra as quantidades de todos os tipos de fibra alimentar, insolúveis e solúveis, presentes em uma porção de 100 gramas de alimentos específicos. A propósito, os nutricionistas gostam de medir tudo em porções de 100 gramas, pois isso torna a comparação de alimentos possível.

Tabela 8-2: O conteúdo de fibras em alimentos comuns

Comida	*Gramas de Fibra alimentar presentes em uma porção de 100 gramas.*
Pão	
Bagel	2,1
Pão de farelo	8,5
Pão pita (branco)	1,6
Pão pita (integral)	7,4
Pão branco	1,9
Cereais	
Farelo de trigo	35,3
Flocos de farelo de trigo	18,8
Flocos de milho	2,0
Aveia	10,6
Flocos de Trigo	9,0
Grãos	
Cevada polida (sem a cobertura externa), crua	15,6
Fubá integral	11,0
Fubá de milho branco	5,2
Farelo de aveia, cru	6,6
Arroz cru (integral)	3,5
Arroz cru (branco)	1,0 — 2,8
Arroz cru (selvagem)	5,2
Farelo de Trigo	15,0
Frutas	
Maçã com casca	2,8

Tabela 8-2: O conteúdo de fibras em alimentos comuns

Comida	*Gramas de Fibra alimentar presentes em uma porção de 100 gramas.*
Damascos secos	7,8
Figos secos	9,3
Kiwi	3,4
Pera crua	2,6
Ameixas secas	7,2
Ameixas cozidas	6,6
Passas	5,3
Vegetais	
Feijões assados (vegetariano)	7,7
Grão-de-bico (enlatado)	5,4
Vagem cozida	7,2
Brócolis cru	2,8
Couve-de-bruxelas cozida	2,6
Repolho branco cru	2,4
Couve-flor crua	2,4
Milho verde cozido	3,7
Ervilhas com vagens comestíveis crua	2,6
Batatas brancas, assadas com pele	5,5
Batata-doce cozida	3,0
Tomate cru	1,3
Nozes	

(continua)

Tabela 8-2: O conteúdo de fibras em alimentos comuns

Comida	*Gramas de Fibra alimentar presentes em uma porção de 100 gramas.*
Amêndoas torradas	11,2
Coco cru	9,0
Avelã torrada	6,4
Amendoim torrado	8,0
Pistache	10,8
Outros	
Salgadinhos de milho	4,4
Tahine (pasta de ger- gelim)	9,3
Tofu	1,2

Tabela provisória da Dietary Fiber Content of Selected Foods (Washington, D.C., Department of Agriculture, 1988).

Capítulo 9

Álcool: Uvas e Grãos em Outros Formatos

Neste Capítulo

- Descobrindo como o álcool é feito
- As categorias dos diferentes tipos de bebidas alcoólicas
- Digerindo o álcool
- Revelando o efeito do álcool na sua saúde

Todas as bebidas alcoólicas estão entre os remédios e prazeres simples mais antigos da humanidade, consideradas tão superiores que os antigos gregos e romanos chamavam o vinho de "presente dos deuses"; e quando os celtas — primeiros habitantes da Escócia e da Irlanda — produziram o uísque, eles o nomearam uisge beatha (whisky ba), uma combinação das palavras "água" e "vida". Hoje, mesmo que consiga ter a mesma apreciação que eles pelo produto, você sabe que as bebidas alcoólicas podem oferecer riscos e benefícios.

Revelando as Muitas Facetas do Álcool

Quando os micro-organismos, as leveduras, digerem, no caso — fermentam, os açúcares dos alimentos com carboidratos — eles produzem dois subprodutos: um líquido e um gás. O gás é o dióxido de carbono. O líquido é o álcool etílico, também conhecido como etanol, o ingrediente inebriante presente nas bebidas alcoólicas.

Este processo bioquímico não é do tipo que acontece ao acaso. De fato, ele acontece na sua própria cozinha toda vez que você prepara um pão com fermento. Lembra-se do leve odor de cerveja impregnado no ar enquanto a massa está crescendo? O cheiro vem do álcool que o fermento produz enquanto ele interage com os açúcares da farinha (não se preocupe, o álcool evapora enquanto o pão está assando). Enquanto o fermento digere os açúcares, eles também produzem dióxido de carbono, que faz o pão crescer.

Análise de Como as Bebidas Alcoólicas são Feitas

As bebidas alcoólicas são produzidas através da fermentação ou através de uma combinação de fermentação e destilação.

Produtos alcoólicos fermentados

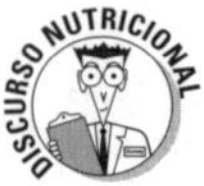

A fermentação é um processo simples no qual o fermento, ou a bactéria, é adicionado ao alimento com carboidratos, como milho, batatas, arroz ou trigo, usado como material inicial. O fermento digere os açúcares no alimento e deixa um líquido (álcool). Este líquido é filtrado para remover os sólidos e a água geralmente é adicionada para diluir o álcool, produzindo — "*voilà*" — uma bebida alcoólica.

Produtos alcoólicos destilados

A segunda maneira para se produzir uma bebida alcoólica é através da *destilação*.

Assim como no caso da fermentação, o fermento é adicionado aos alimentos para produzir álcool a partir dos açúcares. Mas o fermento não consegue se desenvolver em um ambiente onde a concentração de álcool seja maior do que 20%. Para concentrar o álcool e separá-lo do resto dos ingredientes no líquido fermentado, os destiladores o colocam em um alambique grande com um extenso tubo por cima. O alambique é aquecido para que o álcool, que ferve a uma temperatura mais baixa do que todos os líquidos no alambique, transforme-se em vapor, elevando-se até a coluna no topo do alambique, e é coletado em contêineres, onde ele se condensa e volta a ser líquido.

A Quantidade de Álcool Presente Naquela Garrafa

Nenhuma bebida alcoólica possui 100% de álcool. Elas são feitas de álcool mais uma adição de água e, se for um vinho ou uma cerveja, algum resíduo do alimento do qual é feita estará presente.

O rótulo de toda garrafa de vinho ou de destilados, mostra o conteúdo alcoólico como teor alcoólico.

O teor alcoólico mede a quantidade de álcool como uma porcentagem de todo o líquido presente no recipiente

O Álcool Através do Seu Organismo

Outros alimentos precisam ser digeridos antes de serem absorvidos pelas células, mas o álcool flui diretamente através das membranas do corpo e vai para a corrente sanguínea, que carrega o álcool para quase todo órgão do corpo. Aqui está uma descrição da estrada para mostrar a rota viajada pelo álcool a cada drinque tomado.

O caminho da boca até o estômago

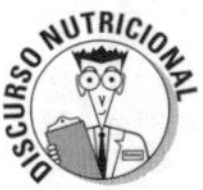

O álcool é um adstringente, ele coagula as proteínas da superfície da parte interna da boca, o que faz com que ela “enrugue”. Um pouco do álcool é absorvido através da superfície da boca e da garganta, mas a maior parte do álcool bebido vai para o estômago, onde uma enzima chamada de álcool desidrogenase gástrica (ADH) começa a metabolizá-lo (digerir).

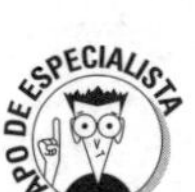

A quantidade de álcool desidrogenase que o corpo expele é influenciada pela etnia e pelo gênero. Por exemplo, asiáticos, americanos nativos e esquimós parecem secretar menos álcool desidrogenase do que a maioria dos caucasianos. Em média a mulher (independente de sua

> etnia) produz menos ADH do que um homem médio. Como resultado, uma maior quantidade de álcool não metabolizado passa de seus estômagos para a corrente sanguínea e é provável que elas se sintam embriagadas com menores quantidades de álcool do que um homem caucasiano médio precisaria para chegar ao mesmo estado.

O álcool não metabolizado corre pelas paredes estomacais e para dentro da corrente sanguínea, chegando também ao intestino delgado.

Uma parada rápida na fábrica de energia

A maior parte do álcool ingerido é absorvida através do duodeno (intestino delgado), de onde flui por uma grande veia (a veia porta hepática) para o seu fígado. Ali, uma enzima similar à ADH gástrica metaboliza o álcool, que é transformado em energia por uma coenzima chamada de nicotinamida adenina dinucleotídeo (NAD). A NAD também é usada para transformar a glicose obtida a partir de carboidratos em energia, enquanto a NAD está sendo usada no álcool, a conversão de glicose paralisa.

Um fígado normal e saudável consegue processar aproximadamente 15 gramas de álcool puro (ou seja, 200 mililitros a 500 mililitros de cerveja, 180 mililitros de vinho ou 80 mililitros de destilados) em uma hora. O resto flui para o coração.

Tempo livre para tomar um ar

Ao entrar em seu coração, o álcool reduz a força das contrações dos músculos do coração. Você começa a bombear um pouco menos de sangue durante alguns minutos, os vasos sanguíneos de todo o corpo relaxam e a pressão arterial diminui durante algum tempo. As contrações logo voltam ao normal, mas os vasos sanguíneos podem continuar relaxados e a pressão arterial continua baixa por até meia hora.

Ao mesmo tempo, o álcool flui pelo sangue do coração, através da veia pulmonar, até os pulmões. Agora você estará expirando uma pequena quantidade de álcool e seu hálito terá o cheiro de álcool. Então, o sangue recém-oxigenado e ainda alcoolizado flui de volta, através da artéria pulmonar, para o coração e, dessa vez, passa para a aorta (a maior artéria que carrega sangue para o corpo).

Chegando à superfície

Uma vez no sangue, o álcool aumenta os níveis de lipoproteínas de alta densidade (HDL), não necessariamente aquelas que carregam o colesterol para fora das células. O álcool também torna o sangue mais difícil de coagular, diminuindo temporariamente os riscos de infartos ou derrames (AVC).

O álcool faz com que os vasos sanguíneos se expandam, fazendo que mais sangue quente flua do centro do corpo até a superfície da pele. Nos sentimos mais quentes durante algum tempo e, se a pele for muito clara, ela pode ganhar um rubor e ficar rosada. Ao mesmo tempo, quantidades muito pequenas de álcool saem pelos poros e o hálito cheira a álcool.

Álcool e Saúde

As bebidas alcoólicas possuem benefícios e efeitos colaterais. Os benefícios parecem estar ligados ao que é comumente conhecido como "beber moderadamente", ou seja, não mais do que uma dose por dia para as mulheres e duas doses por dia para os homens, sendo consumidos com comida. Os riscos aparecem com o abuso de álcool.

Consumo moderado: Alguns benefícios e riscos

Quantidades moderadas de álcool reduzem o estresse, então não é surpresa que o mais recente estudo científico feito em grandes grupos de homens e mulheres sugira que o consumo moderado é saudável ao coração, protegendo o sistema cardiovascular (jargão científico para os vasos cardíacos e sanguíneos).

Esta é a boa notícia. Aqui está a má notícia: os mesmos estudos que valorizam os efeitos do consumo moderado de álcool em doenças cardíacas são menos tranquilizadores quando relacionam álcool e câncer. O estudo de prevenção do câncer do American Cancer Society mostra que pessoas que ingerem mais de duas doses por dia possuem uma maior incidência de câncer na boca e na garganta (esôfago).

Os riscos físicos do abuso de álcool

O abuso do álcool é um termo que geralmente significa que uma pessoa bebe tanto que isso interfere em suas habilidades de ter uma vida normal e produtiva. Os efeitos a curto prazo do consumo excessivo de álcool são bem conhecidos de todos, em especial a homens que podem descobrir que a bebedeira excessiva diminui o desejo sexual e torna impossível o desempenho (não há evidências que sugiram que a bebida interfira no orgasmo feminino).

Alcoolismo: Uma doença, um vício

Os alcoólatras são pessoas que não conseguem controlar a bebida. O alcoolismo não tratado é uma doença fatal que pode levar à morte tanto por acidente como por suicídio (ambos são mais comuns entre os alcoólatras), por uma reação tóxica (envenenamento agudo alcoólico que paralisa os órgãos do corpo, incluindo o coração e os pulmões), por desnutrição, ou por danos ao fígado (cirrose).

O alcoolismo dificulta muito a absorção dos nutrientes essenciais pelo corpo. Eis o porquê:

- O álcool diminui o apetite;
- Um alcoólatra pode substituir a comida pelo álcool, ganhando calorias, mas nenhum nutriente;
- Mesmo quando o alcoólatra come, o álcool em seus tecidos pode evitar a absorção correta de vitaminas (em especial as vitaminas do complexo B), minerais e outros nutrientes. O álcool pode também reduzir a habilidade para sintetizar proteínas;

Quem não deve beber

Ninguém deveria beber em excesso. Mas algumas pessoas não deveriam beber nunca, mesmo com moderação. Entre elas estão incluídas:

- **Pessoas que pretendem dirigir ou realizar trabalhos que exijam atenção e habilidade;**
- **Mulheres grávidas ou que planejam ficar grávidas em um futuro próximo;**
- **Pessoas que consomem certos remédios com prescrição ou remédios vendidos sem receita médica, em farmácias.**

A Tabela 9-1 mostra algumas das interações conhecidas que ocorrem entre o álcool e alguns dos remédios mais comuns, tanto aqueles com prescrição ou aqueles vendidos sem receita médica. Esta pequena lista dá uma ideia das interações que costumam ocorrer entre o álcool e os remédios. No entanto, a lista está longe de ser completa, portanto, se estiver tomando qualquer remédio, com ou sem prescrição, consulte seu médico ou farmacêutico sobre a possibilidade de uma interação com álcool.

Tabela 9-1: Interações entre o álcool e remédios

Remédio	*Possível interação com o álcool*
Analgésicos (acetaminofeno)	Toxicidade do fígado aumentada
Analgésicos (aspirina e outros anti-inflamatórios não-esteroides)	Aumento do sangramento estomacal, irritação
Drogas antiartrite	Aumento de sangramento estomacal, irritação
Antidepressivo	Maior sonolência/intoxicação, pressão arterial alta (dependendo do tipo da droga, consulte o seu médico)

(continua)

Tabela 9-1: Interações entre o álcool e remédios (Continuação)

Remédio	*Possível interação com o álcool*
Antidiabetes	Glicose excessivamente baixa
Anti-hipertensivo	Pressão arterial muito baixa
Medicação antituberculose (isoniazida)	Diminuição da eficiência da droga, maior risco de hepatite
Pílulas para emagrecer	Nervosismo em excesso
Diuréticos	Pressão arterial baixa
Suplementos de ferro	Absorção excessiva de ferro
Pílulas para dormir	Sedação aumentada
Tranquilizantes	Sedação aumentada

James W. Long e James J. Rybacki, The Essential Guide to Prescription Drugs 1995 (New York: Harper Collins, 1995).

Capítulo 10

Vitaminas Vigorosas

Neste Capítulo

- Compreendendo o valor das vitaminas
- Revelando as melhores fontes alimentares para as vitaminas necessárias
- Descobrindo as consequências do excesso ou da deficiência de vitaminas
- Como saber quando precisamos de mais vitaminas

As vitaminas são substâncias químicas orgânicas que contêm carbono, hidrogênio e oxigênio. Elas existem naturalmente em todos os seres vivos, plantas e animais, como: flores, árvores, frutas, vegetais, frangos, peixes, vacas e em você.

As vitaminas regulam a variedade de funções corporais. Elas são essenciais para a construção de tecidos corporais, como ossos, pele, glândulas, nervos e sangue. Elas ajudam no metabolismo de proteínas, gorduras e carboidratos para que consiga retirar energia dos alimentos. Elas previnem as doenças por deficiência nutricional, promovendo a cura e encorajando uma boa saúde.

Este capítulo é um guia para indicar onde estão as vitaminas, como adicioná-las na dieta, como saber o quanto é o suficiente para qualquer vitamina específica e muito mais. Talvez mais do que queira saber.

Uma Olhada nas Vitaminas Necessárias para o Organismo

O corpo precisa de, no mínimo, 11 vitaminas específicas: vitamina A, vitamina D, vitamina E, vitamina K, vitamina C e os membros da família da vitamina B: tiamina (vitamina B1), riboflavina (vitamina B2), niacina, vitamina B6 e vitamina B12. Acredita-se que mais duas vitaminas do complexo B, a biotina e o ácido pantotênico, agora sejam valiosas para o seu bem-estar. Um raro composto chamado colina recentemente recebeu algumas menções favoráveis. Precisamos apenas de minúsculas quantidades de vitaminas para uma boa saúde. Em alguns casos, a Dose Diária Recomendada (DDR), determinada pelo *National Research Council*, pode ser tão pequena quanto alguns microgramas (1/1.000.000, ou seja, um milionésimo de grama).

Se houver grandes quantidades de vitaminas lipossolúveis armazenadas no corpo, isso pode gerar problemas. No caso das vitaminas hidrossolúveis, o corpo simplesmente as ignora e urina a maioria do excesso.

Vitaminas lipossolúveis

A vitamina A, vitamina D, vitamina E e vitamina K são parentes que possuem duas características em comum: todas se dissolvem na gordura e são armazenadas nos seus tecidos adiposos. Mas como qualquer membro de uma família, elas também possuem personalidades diferentes. Uma delas mantém a pele hidratada. Outra protege os ossos. Uma terceira mantém os órgãos reprodutores felizes. E a quarta permite a fabricação de proteínas especiais.

Qual delas faz o quê? Continue lendo.

Vitamina A

A vitamina A é um nutriente hidratante que mantém a pele e as membranas das mucosas (o tecido liso que reveste os olhos, nariz, boca, garganta, vagina e reto) macias e maleáveis. A vitamina A é também a vitamina da visão, um elemento do retinol 11-cis, uma proteína presente nos bastonetes (células presentes no olho que permitem enxergar mesmo quando as luzes estão baixas) que previne ou diminui o desenvolvimento de uma degeneração macular relacionada à idade ou danos progressivos à retina do olho, o que pode causar a perda da visão central (a habilidade para enxergar o suficiente para ler ou realizar trabalhos delicados). Por fim, a vitamina A promove o crescimento de ossos e dentes saudáveis, mantém o sistema reprodutor saudável e estimula o sistema imunológico a produzir células necessárias para combater uma infecção.

Duas substâncias químicas fornecem vitamina A: retinoides e carotenoides. Os retinóides são compostos cujos nomes começam com –ret: Retinol, ácido retinoico, retinaldeído e assim por diante. Estas substâncias lipossolúveis são encontradas em vários alimentos de origem animal: fígado (de novo!), leite integral, ovos e manteiga. Os retinóides fornecem a vitamina A pré-formada, o tipo de nutriente que o corpo pode utilizar imediatamente.

A segunda forma de vitamina A é o precursor da vitamina A, uma substância química conhecida como beta-caroteno, um carotenóide, com um pigmento amarelo forte, encontrado em frutas e vegetais que tenham cores verde-escuro e amarelo-claro. O corpo transforma o precursor da vitamina A em uma substância parecida ao retinol. Até agora, os cientistas conseguiram identificar ao menos 500 carotenóides diferentes. Somente 1 entre 10, ou seja, cerca de 50 no total, são considerados, como o beta-caroteno, fontes de vitamina A.

Vitamina D

Quando falamos de "ossos" ou "dentes", qual nutriente nos salta à mente? Se você respondeu cálcio, está dando uma resposta incompleta. É verdade, o cálcio é essencial para endurecer dentes e ossos. Mas não importa a quantidade de cálcio consumida, sem vitamina D o corpo não consegue absorver e usar o mineral. Portanto, a vitamina D é vital para a construção e manutenção de dentes e ossos fortes.

A vitamina D vem em três formas: calciferol, colecalciferol e ergocalciferol. O calciferol existe naturalmente em óleos de peixe e na gema do ovo. Nos Estados Unidos, é adicionado a margarinas e ao leite. O colecalciferol é criado quando a luz do sol bate na pele e os raios ultravioleta reagem com substâncias químicas esteroides presentes na gordura corporal. O ergocalciferol é sintetizado em plantas expostas à luz solar. O colecalciferol e o ergocalciferol justificam o apelido da vitamina D: a vitamina solar.

A IDR para a vitamina D é medido tanto em Unidades Internacionais (UI) como em microgramas (mcg) de colecalciferol: 10 mcg de colecalciferol = 400 UI de vitamina D.

Vitamina E

Todo animal, incluindo você, precisa de vitamina E para manter o sistema reprodutor, os nervos e os músculos saudáveis. Obtemos a vitamina E a partir de tocoferóis e tocotrienóis, duas famílias de substâncias químicas que existem naturalmente em óleos vegetais, nozes, grãos integrais e vegetais verdes folhosos: as melhores fontes naturais de vitamina E.

Os tocoferóis, a fonte mais importante, possuem duas características valiosas: eles são anticoagulantes e antioxidantes, reduzem a habilidade do sangue para coagular, reduzindo o risco de derrames e infartos relacionados a coágulos. Os antioxidantes evitam que os radicais livres (pedaços incompletos de moléculas) se juntem com outras moléculas ou fragmentos de moléculas para formar substâncias tóxicas que possam atacar tecidos do corpo.

As melhores fontes de vitamina E são vegetais, óleos, nozes e sementes. O IDR é expresso em equivalentes a miligramas a-tocoferol.

Vitamina K

A vitamina K é um grupo de substâncias químicas que o corpo usa para produzir proteínas especializadas, encontradas no plasma do sangue (o fluido claro presente no sangue), como a protrombina, a proteína principalmente responsável pela coagulação do sangue. Você também precisará de vitamina K para produzir tecidos do osso e do fígado. Assim como a vitamina D, a vitamina K é essencial para ossos saudáveis. A vitamina D aumenta a absorção de cálcio, enquanto a vitamina K ativa, no mínimo, três proteínas diferentes que fazem parte na formação de novas células ósseas.

A vitamina K é encontrada em vegetais folhosos escuros (brócolis, repolho, couve, espinafre e nabo), queijos, fígado, cereais e frutas, mas a maior parte do necessário vem de colônias de bactérias amigas residentes nos intestinos, uma assembleia de bichinhos ocupados em produzir vitamina dia e noite.

Vitaminas hidrossolúveis

Geralmente a vitamina C e toda a lista de oito vitaminas (tiamina, riboflavina, niacina, vitamina B6, ácido fólico, biotina e ácido pantotênico) são agrupadas na mesma categoria, já que todas se dissolvem na água.

Vitamina C

A vitamina C também é chamada como ácido ascórbico, é essencial para o desenvolvimento e manutenção do tecido conjuntivo (a gordura, o músculo e a estrutura óssea do corpo humano). A vitamina C acelera a produção de novas células na cicatrização de feridas, protege o sistema imunológico, ajuda a combater infecções, reduz a severidade das reações alérgicas e possui um papel importante na síntese de hormônios e outras substâncias químicas do corpo.

Tiamina (vitamina B1)

Este composto de enxofre (tia) e nitrogênio (am in), a primeira das vitaminas do complexo B a ser isolada e identificada, ajuda a assegurar um apetite saudável. Ela age como uma coenzima (uma substância que atua junto com outras enzimas) essencial para, no mínimo, quatro processos diferentes através dos qual o corpo extrai energia dos carboidratos. A tiamina também é um diurético suave (algo que faz você urinar mais).

Ainda que a tiamina seja encontrada em todo tecido corporal, as maiores concentrações estão nos órgãos vitais: coração, fígado e rins.

As fontes alimentares mais ricas de tiamina são cereais e grãos não-refinados, carne de porco magra, feijão, nozes e sementes. Nos Estados Unidos, as farinhas refinadas, cuja tiamina foi retirada, são uma realidade nutricional, portanto, a maioria de norte-americanos obtêm a tiamina a partir de pães e cereais enriquecidos com B1 adicional.

Riboflavina (vitamina B2)

A riboflavina (vitamina B2) foi a segunda vitamina do complexo B a ser identificada e já foi chamada de "vitamina G".

Assim como a tiamina, a riboflavina é uma coenzima. Sem ela, seu corpo não conseguiria digerir e usar proteínas e carboidratos. Assim como a vitamina A, ela protege a saúde das membranas das mucosas, os tecidos úmidos que revestem os olhos, a boca, o nariz, a garganta, a vagina e o reto.

Você absorve a riboflavina dos alimentos de origem animal (carne, peixe, ave, ovos e leite), produtos com grãos integrais ou enriquecidos, levedura de cerveja e vegetais de cor verde-escuro (como brócolis e espinafre).

Niacina

A niacina é o nome para um par de nutrientes que existe naturalmente, o ácido nicotínico e a nicotinamida. A niacina é essencial para o crescimento adequado e, assim como as outras oito vitaminas, está bastante envolvida nas reações das enzimas. Na verdade, é uma parte integral de uma enzima que permite que o oxigênio flua para os tecidos do corpo. Assim como a tiamina, ela dá um apetite saudável e participa no metabolismo de açúcares e gorduras.

A niacina está disponível tanto como um nutriente pré-formado ou pela conversão do aminoácido triptofano. A niacina pré-formada vem da carne enquanto o triptofano vem do leite e dos laticínios. Uma quantidade pequena de niacina está presente em grãos, mas o corpo não consegue absorver com eficiência a menos que o grão tenha sido tratado com cal — sim, o mineral. Esta é uma prática comum nos países da América Central e da América do Sul, onde o cal é adicionado à farinha de milho, no preparo das tortilhas. Nos Estados Unidos já é rotineira a fortificação de pães e cereais com niacina. O corpo absorve com facilidade a niacina adicionada.

O termo usado para descrever o IDR da niacina é NE (niacina equivalente): 60 miligramas de triptofano, 1 miligrama de niacina, 1 niacina equivalente (NE).

Vitamina B6 (piridoxina)

A vitamina B6 é outro composto múltiplo, compreendendo três substâncias químicas relacionadas: piridoxina, piridoxal e piridoxamina. A vitamina B6, um componente de enzimas metabolizadoras de proteínas e gorduras, é essencial para a obtenção de energia e nutrientes dos alimentos. Também ajuda a diminuir os níveis sanguíneos de homocisteína, um aminoácido produzido na digestão de proteínas.

A melhor fonte de alimentos que contém a vitamina B6 é fígado, frango, peixe, porco, cordeiro, leite, ovos, arroz integral, grãos integrais, soja, batata, feijão, nozes, sementes e vegetais de cor verde-escura, como folha de nabo. Nos Estados Unidos, o pão e outros produtos feitos com grãos refinados possuem vitamina B6 adicionada.

Ácido fólico

Ácido fólico, ou folacina, é um nutriente essencial para os seres humanos e outros vertebrados (animais com espinha dorsal). O ácido fólico faz parte da síntese do DNA, o metabolismo das proteínas, e da subsequente síntese de aminoácidos usados para produzir novas células e tecidos do corpo. O ácido fólico é vital para o crescimento normal e para a cicatrização de feridas. Um suprimento adequado de vitamina é essencial para mulheres grávidas, permitindo criar novo tecido maternal, assim como tecido fetal. Além disso, um suprimento adequado de ácido fólico reduz dramaticamente o risco de defeitos de nascimento relacionados à espinha dorsal. Feijão, vegetais com folhas escuras, fígado, levedura e várias frutas são excelentes fontes alimentares de ácido fólico e todos os suplementos multivitamínicos precisam fornecer 400 mcg de ácido fólico por dose.

Vitamina B12

A vitamina B12 (cianocobalamina) torna os glóbulos vermelhos saudáveis. A vitamina B12 protege a mielina, o material gorduroso que recobre os nervos e permite transmitir impulsos elétricos (mensagens) entre as células nervosas. Estas mensagens possibilitam que você veja, escute, pense, movimente-se e faça tudo que um corpo saudável faz todos os dias.

A vitamina B12 é única. Em primeiro lugar, é a única vitamina que contém um mineral, o cobalto (a cianocobalamina, um composto de cobalto, é muito usada como "vitamina B12 em pílulas de vitaminas e suplementos nutricionais"). Em segundo lugar, é uma vitamina que não pode ser produzida por plantas altas (aquelas que produzem frutas e vegetais). Assim como a vitamina K, a vitamina B12 é feita por bactérias benéficas que vivem no intestino delgado. A carne, o peixe, as aves, os laticínios e os ovos são boas fontes de vitamina B12. Os grãos não contêm vitamina B12 naturalmente, mas assim como outras vitaminas do complexo B, ela é adicionada a produtos com grãos.

Biotina

A biotina é uma vitamina do complexo B, um componente de enzimas que carrega átomos de carbono e oxigênio entre as células. A biotina ajuda a metabolizar gorduras e carboidratos e é essencial na síntese de ácidos graxos e aminoácidos necessários para um crescimento saudável. E parece prevenir o acúmulo de depósitos de gordura que possam interferir com o funcionamento adequado do fígado e dos rins (não, a biotina não evita que a gordura se acumule em lugares mais visíveis, como nos quadris).

As melhores fontes alimentares de biotina são o fígado, a gema do ovo, a levedura, as nozes e os feijões. Se a sua dieta não fornece toda a biotina necessária, as bactérias do intestino produzirão o suficiente para cobrir a diferença.

Ácido Pantotênico

O ácido pantotênico, outra vitamina B, é vital para as reações enzimáticas que permitem usar os carboidratos e criar bioquímicos esteróides, como os hormônios. O ácido pantotênico também ajuda a estabilizar os níveis de açúcar do sangue, defende contra infecções e protege as hemoglobinas (a proteína presente nos glóbulos vermelhos que carrega oxigênio através do corpo). Você absorve o ácido pantotênico a partir da carne, peixe, aves, feijões, cereais integrais e produtos fortificados à base de grão. Assim como a biotina, a *Food and Nutrition Board* estabeleceu uma Ingestão Adequada (IA) para o ácido pantotênico.

Colina

A colina não é uma vitamina, um mineral, uma proteína, um carboidrato ou uma gordura, mas geralmente está aglomerada com as vitaminas B.

A colina mantém as células do corpo saudáveis. Ela é usada para produzir a acetilcolina, uma substância química que permite que as células do cérebro troquem mensagens. Ela protege o coração e diminui o risco de câncer de fígado.

Obtenha Suas Vitaminas Aqui

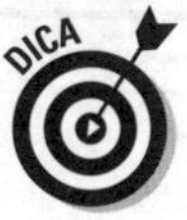

Um conjunto razoável de orientações para uma boa nutrição é a lista de Ingestão Diária Recomendada (IDR) estabelecida pelo *National Research Council's Food and Nutrition Board*. Os IDRs apresentam doses seguras e eficientes para pessoas saudáveis.

A Tabela 10-1 é uma alternativa fácil: ela fornece os IDRs para homens e mulheres adultos (idades entre 19 e 50 anos) um guia rápido e fácil sobre as porções de alimentos que lhe fornecem, no mínimo, 25% da ingestão diária recomendada de vitaminas para homens e mulheres adultos, com idades entre 25 e 50 anos.

Tire uma cópia dessa tabela. Grude na geladeira. Cole na agenda ou no caderno de anotações. Coloque na carteira. Pense nela como uma maneira simples e fácil de ter uma alimentação saudável.

Tabela 10-1: Porções que fornecem ao menos 25% do IDR

Alimento	*Porção = 25% do IDR*
Vitamina A	***IDR: mulher 4.000 UI, Homem = 5.000 UI****
Pães, cereais e grãos	
Aveia — instantânea, fortificada	2 ½ xícaras
Cereal	30 gramas
Frutas	
Damascos (secos, cozidos)	½ xícara
Melão (cru)	½ xícara
Manga (cru)	½ de uma fruta média

(continua)

Tabela 10-1: Porções que fornecem ao menos 25% do IDR (Continuação)

Alimento	*Porção = 25% do IDR*
Vegetais	
Cenouras, couve, ervilhas, pimentão vermelho (todos cozidos)	½ xícara
Carnes, aves e peixes	
Fígado — de galinha, de peru	½ xícara (em cubos)
Laticínios	
Leite — semidesnatado ou desnatado	2 xícaras
Vitamina D	***IDR: Mulheres 5mcg/200 UI, Homens 5 mcg/200 UI***
Carnes, aves e peixes	
Salmão (enlatado)	45 gramas
Atum (enlatado)	60 gramas
Laticínios	
Ovos	3 médios
Leite — enriquecido	1 xícara
Vitamina E	***IDR: Mulheres 15 mg a-TE, Homens 15 mg a-TE***
Pães, cereais e grãos	
Cereal	
Gérmen de Trigo	2 colheres de sopa
Frutas	
Damascos e pêssegos (enlatados)	1 xícara

Tabela 10-1: Porções que fornecem ao menos 25% do IDR (Continuação)

Alimento	*Porção = 25% do IDR*
Vegetais	
Verduras (cozidas) — mostarda, nabo, dente-de-leão	1 xícara
Carnes, aves e peixes	
Camarões	90 gramas
Outros	
Amêndoas, avelãs	2 colheres de sopa
Manteiga de amendoim	2 colheres de sopa
Sementes de girassol	2 colheres de sopa
Vitamina C	***IDR: Mulheres 75 mg, Homens 90 mg*****
Pães, cereais e grãos	
Cereais	30 gramas
Frutas	
Melão	½ xícara, em cubos
Toronja	½ fruta média
Manga (cru)	½ fruta média
Laranja	1 fruta média
Morangos	½ xícara
Uva, laranja ou suco de tomate	¼ xícara
Vegetais	
Aspargos, brócolis, couve-de-bruxelas, couve, pimentões, ervilhas (pré-cozidos)	½ xícara

(continua)

Tabela 10-1: Porções que fornecem ao menos 25% do IDR (Continuação)

Alimento	*Porção = 25% do IDR*
Batata-doce	1 média
Carnes, aves e peixes	
Fígado — boi, porco	90 gramas
Tiamina (vitamina B1)	***IDR: Mulheres 1,1 mg, Homens 1,2 mg***
Pães, cereais e grãos	
Roscas, muffin, rocambole	2 inteiros
Pão	4 fatias
Amido	½ xícara
Aveia — instantânea, fortificada	1/3 xícara
Frutas	
Melão, com mel	1 xícara
Vegetais	
Milho, ervilhas e cenouras (cozidas)	1 xícara
Carnes, aves e peixes	
Presunto — assado, defumado, curado, magro	90 gramas
Fígado — boi, porco	90 gramas
Porco — todas as variedades, exceto a salsicha	90 gramas
Outros	
Sementes de girassol (refinadas, sem torrar)	2 colheres de sopa

Tabela 10-1: Porções que fornecem ao menos 25% do IDR (Continuação)

Alimento	*Porção = 25% do IDR*
Riboflavina (vitamina B2)	***IDR: mulheres 1,1 mg, Homens 1,3 mg***
Pães, cereais e grãos	
Roscas, muffin, pão sírio	2 inteiros
Cereais	30 gramas
Carnes, aves e peixes	
Fígado — boi, vitela, porco	90 gramas
Fígado — frango, peru	½ xícara, em cubos
Linguiça de fígado	30 gramas
Laticínios	
Leite — todas as variedades	2 xícaras
Iogurte — desnatado, semidesnatado	1 xícara
Niacina	***IDR: mulheres 14 mg NE, Homens 16 mg NE***
Pães, cereais e grãos	
Bagel, muffin, pão pita, rocambole	2 inteiros
Cereal fortificado	30 gramas
Cordeiro, porco, vitela — magros	90 gramas
Fígado — boi, vitela, porco	90 gramas
Frango (sem pele)	90 gramas (1/2 peito)

(continua)

Tabela 10-1: Porções que fornecem ao menos 25% do IDR (Continuação)

Alimento	*Porção = 25% do IDR*
Cavala, tainha, salmão, peixe-agulha	90 gramas
Outros	
Amendoim, manteiga de amendoim	4 colheres de sopa
Vitamina B	***IDR: mulheres 1,3 mg, Homens 1,3 mg***
Pães, cereais e grãos	
Aveia — instantânea, fortificada	1/3 xícara
Cereal	30 gramas
Frutas	
Banana (crua)	1 média
Ameixas (secas, cozidas)	1 xícara
Vegetais	
Banana-da-terra (fervida)	1 média
Carnes, aves e peixes	
Frango (assado, sem pele)	½ peito
Cordeiro — magro	1 costela
Fígado — boi	90 gramas
Ácido Fólico	***IDR: Mulheres 400 mcg, Homens 400 mcg***
Pães, cereais e grãos	
Trigo integral, muffin, pão sírio	2 inteiros

Tabela 10-1: Porções que fornecem ao menos 25% do IDR (Continuação)

Alimento	*Porção = 25% do IDR*
Cereal	30 gramas
Vegetais	
Aspargo, beterraba, brócolis, couve-de--bruxelas, couve-flor, repolho chinês, milho, espinafre (cozido)	1 xícara
Feijões, (secos, cozidos) — feijão-fradinho, lentilhas, feijão roxo	½ xícara
Verduras (cozidas) — mostarda, nabo	1 xícara
Carnes, aves e peixes	
Fígado — carne, vitela, porco	90 gramas
Vitamina B12	***IDR: Mulheres 2,4 mcg, Homens 2,4 mcg***
Carnes, aves e peixes	
Boi, porco, cordeiro e vitela	90 gramas
Fígado — boi, vitela, porco	90 gramas
Fígado — frango, peru	½ xícara, em cubos
Bagre, caranguejo, corvina, cavala, mexilhões, ostras, vieiras, peixe--agulha, truta, atum	90 gramas
Laticínios	
Ovos	2 grandes

(continua)

Tabela 10-1: Porções que fornecem ao menos 25% do IDR (Continuação)

Alimento	*Porção = 25% do IDR*
Leite — integral, semi-desnatado, desnatado	2 xícaras
Iogurte	2 xícaras
Colina	***Ingestão Adequada: Mulheres 425 mg, Homens 550 mg***
Frutas	
Suco de uva (enlatado)	250 ml (13 mg)
Vegetais	
Couve-flor (cozida)	1 xícara (55 mg)
Batata (assada)	1 média (18 mg)
Carnes, aves e peixes	
Carne vermelha (cozida)	90 gramas (59 mg)
Fígado (cozido) — carne vermelha	90 gramas (453 mg)
Laticínio	
Ovos	1 grande (200 — 300 mg)
Leite — integral	90 gramas (10 mg)
Outros	
Manteiga de amendoim	2 colheres de sopa (26 mg)

** Ainda que esses ainda sejam os IDRs oficiais, novas recomendações variam entre 900 mcg RE/3.000 por dia para os homens e 700 mcg RE/2.300 UI por dia para mulheres (as quantidades de UI são aproximações).*

*** A Food and Nutrition Board está em debate sobre se deve ou não aumentar o IDR de vitamina C para 200 mg, tanto para homens quanto para mulheres.*

Good Sources of Nutrients (Washington D.C.: US Department of Agriculture/Human Nutrition Service, 1990), Nutritive Value of Food (Washington D.C.: US Department of Agriculture, 1991).

Demais ou Pouco: Evitando os Dois Caminhos para não Errar com as Vitaminas

Os IDRs são bastante amplos para prevenir deficiências de vitaminas e evitar os efeitos colaterais associados com grandes doses de algumas vitaminas. Se a sua dieta não está dentro destes parâmetros ou se ingere grandes quantidades de vitaminas em suplementos, talvez esteja com problemas.

Deficiências de vitaminas

A boa notícia é a de que as deficiências de vitaminas são raras entre pessoas que tenham acesso a uma grande variedade de alimentos e saibam como criar uma dieta balanceada.

É simples: os IDRs o protegem contra as deficiências. Se os sintomas esquisitos continuam mesmo após a ingestão de quantidades consideráveis de suplementos vitamínicos, é provável que exista outra causa que não a falta de vitaminas. Não espere até que sua paciência e sua conta bancária estejam exaustas para descobrir. Procure uma segunda opinião assim que puder. A Tabela 10-2 lista os sintomas de várias deficiências vitamínicas.

Tabela 10-2: Alerta vitamínico: O que acontece quando você não obtém as vitaminas necessárias

Uma dieta pobre nesta vitamina	*Pode produzir estes sinais de deficiência*
Vitamina A	Visão noturna deficiente. Pele seca, dura ou rachada. Membranas e mucosas secas, incluindo a parte interna do olho. Cicatrização lenta. Dano aos nervos. Paladar, audição e olfato reduzidos. Inabilidade para suar. Resistência reduzida a infecções respiratórias.

(continua)

Tabela 10-2: Alerta vitamínico: O que acontece quando você não obtém as vitaminas necessárias (Continuação)

Uma dieta pobre nesta vitamina	*Pode produzir estes sinais de deficiência*
Vitamina D	Em crianças: raquitismo (músculos fracos, desenvolvimento atrasado dos dentes e ossos frágeis, todos causados pela inabilidade para absorver minerais sem a vitamina D). Em adultos: osteomalacia (ossos frágeis e porosos que se fraturam com facilidade).
Vitamina E	Inabilidade para absorver gordura
Vitamina K	O sangue não consegue coagular
Vitamina C	Escorbuto, sangramento nas gengivas, perda de dentes, sangramento de nariz, machucados, juntas doloridas ou inchadas, falta de fôlego, aumento da susceptibilidade a infecções, cicatrização lenta, dores musculares, erupções cutâneas.
Tiamina (Vitamina B1)	Falta de apetite, perda de peso indesejada, estômago irritado, desconforto gástrico (náuseas, vômitos), depressão mental, inabilidade para a concentração.
Riboflavina (Vitamina B2)	Membranas e mucosas inflamadas, incluindo lábios rachados, feridas na língua e na boca, ardor nos olhos, erupções cutâneas, anemia.
Niacina	Pelagra (diarreia, pele e mucosas inflamadas, confusão mental e/ou demência).
Vitamina B6	Anemia, convulsões similares a crises epiléticas, erupções cutâneas, estômago irritado, lesão em nervos (em crianças).
Ácido fólico	Anemia (hemácias imaturas).

Tabela 10-2: Alerta vitamínico: O que acontece quando você não obtém as vitaminas necessárias (Continuação)

Uma dieta pobre nesta vitamina	*Pode produzir estes sinais de deficiência*
Vitamina B12	Anemia perniciosa (destruição das hemácias, lesão em nervos, aumento do risco de câncer estomacal atribuído a tecidos estomacais danificados, sintomas neurológicos/psiquiátricos atribuídos a lesões nas células nervosas).
Biotina	Perda de apetite, estômago irritado, pele pálida, seca e escamosa, queda de cabelo, depressão emocional, erupções cutâneas (em bebês meno-res de seis meses).

Um Grande Problema: Superdosagem Vitamínica

CUIDADO!

É possível consumir demais algo bom? Mas é claro que sim. Algumas vitaminas são tóxicas quando ingeridas em grandes quantidades, popularmente conhecidas como superdosagem. Quando ocorre uma superdosagem? Ninguém sabe ao certo. O consenso geral, no entanto, é o de que uma superdosagem é muitas vezes o IDR, mas o termo é tão vago que não existe em nenhum dicionário, nem mesmo o que está no meu computador.

- A superdosagem de vitamina A (como retinol) pode causar sintomas que podem fazê-lo pensar ter um tumor no cérebro. Consumido por uma mulher grávida, a superdosagem de vitamina A pode prejudicar o feto.
- A superdosagem de vitamina D pode causar pedras nos rins e caroços duros de cálcio em tecidos macios (músculos e órgãos).
- A superdosagem de niacina (algumas vezes usada para diminuir os níveis de colesterol) pode danificar o tecido do fígado.
- A superdosagem de vitamina B6 pode causar dano temporário em nervos nos braços, pernas e dedos das mãos e dos pés.

Mas aqui está um fato interessante: com apenas uma exceção, a maneira mais provável para se obter uma superdosagem de vitaminas é através da ingestão de suplementos. É bastante improvável que alguém consiga ingerir comida suficiente para ter uma overdose de vitaminas D, E, K, C, além de todas as vitaminas do complexo B. Percebeu a exceção? Isso mesmo: a vitamina A. Os óleos de fígado e de fígado de peixe são fontes concentradas de vitamina A pré-formada (retinol) — a forma potencialmente tóxica da vitamina A. O fígado contém tanto retinol que no início do século XX, os exploradores do Polo Sul se intoxicaram com fígado de focas e de baleia. Houve casos de toxicidade por vitamina A relatados entre crianças às quais eram dadas porções de fígado de frango (veja a Tabela 10-3 para mais informações sobre a toxicidade da vitamina A, desta vez em suplementos). Por outro lado, até mesmo grandes doses de vitamina E, vitamina K, tiamina (vitamina B1), riboflavina (vitamina B2), ácido fólico, vitamina B12, biotina e ácido pantotênico parecem ser seguras para os seres humanos. A Tabela 10-3 lista os efeitos das superdosagens vitamínicas.

Tabela 10-3: Quantidades e efeitos das superdosagens de vitamina em pessoas saudáveis

Vitamina	*Superdosagem e possível efeito*
Vitamina A	15.000 a 25.000 UI de retinol por dia para adultos (2.000 UI ou mais para crianças) pode levar a danos ao fígado, dores de cabeça, vômitos, visão anormal, constipação, queda de cabelo, perda de apetite, febre baixa, dores nos ossos, distúrbios do sono, pele e mucosas secas. Uma mulher grávida ingerindo acima de 10.000 UI por dia possui o dobro de riscos de dar à luz uma criança com defeitos congênitos.
Vitamina D	2.000 UI por dia podem causar danos irreversíveis aos rins e ao coração. Pequenas doses podem causar fraqueza muscular, dores de cabeça, náuseas, vômitos, pressão sanguínea alta, crescimento físico retardado e retardamento mental em crianças e anormalidades fetais.

Tabela 10-3: Quantidades e efeitos das superdosagens de vitamina em pessoas saudáveis (Continuação)

Vitamina	*Superdosagem e possível efeito*
Vitamina E	Grandes quantidades (mais de 400 a 800 UI por dia) podem causar irritações ao estômago ou vertigens.
Vitamina C	1.000 mg ou acima podem causar irritações ao estômago, diarreia ou constipação.
Niacina	Doses ingeridas além do permitido aumentam a produção de enzimas do fígado e os níveis sanguíneos de açúcar e ácido úrico, causando danos ao fígado e aumentando o risco de diabetes e de gota.
Vitamina B6	O uso contínuo de 50 mg ou mais por dia pode danificar nervos dos braços, pernas, mãos e pés. Alguns especialistas afirmam que é provável que o dano seja temporário, outros dizem que pode ser permanente.
Colina	Doses muito elevadas (14 a 37 vezes a quantidade adequada) foram ligadas a vômitos, salivação, suor, pressão sanguínea baixa e odor corporal a peixe.

Excedendo a Ingestão Diária de Referência: Tomando mais Vitaminas se For Preciso

Quem precisa de mais vitaminas? Talvez você. Os IDRs foram projetados para proteger pessoas saudáveis da deficiência, mas algumas vezes as circunstâncias da vida, ou o seu estilo de vida, requer que ingira mais. Está tomando remédios? Você fuma? Está em uma dieta restritiva? Está grávida? Está amamentando? Está se aproximando da menopausa? Se respondeu "sim" a alguma destas questões então você pode ser uma pessoa que precisa de quantidades maiores de vitaminas do que os IDRs fornecem.

Estou tomando remédios

Muitos remédios valiosos interagem com vitaminas. Algumas drogas aumentam ou diminuem a eficiência das vitaminas. Por exemplo, uma mulher que esteja utilizando pílulas anticoncepcionais absorve menos quantidades do que o normal das vitaminas do complexo B.

Sou fumante

É um fato: é provável que tenha baixos níveis sanguíneos de vitamina C. Mais problemas: as substâncias químicas da fumaça de tabaco criam mais radicais livres no corpo. Até mesmo a *National Research Council*, muito rígida nas superdosagens vitamínicas, afirma que os fumantes regulares precisam ingerir aproximadamente 66% mais vitamina C, até 100 mg por dia, do que os não fumantes.

Eu nunca como animais

Por outro lado, se for louco por vegetais, mas segue uma dieta *vegan* — aquela que exclui todos os alimentos de origem animal (incluindo leite, queijo, ovos e óleos de peixes) — você simplesmente não absorve vitamina D suficiente sem a ajuda de suplementos. Os *vegans* também se beneficiam da vitamina C a mais, já que ela aumenta a sua habilidade em absorver o ferro dos alimentos vegetais. E os grãos enriquecidos com vitamina B12, ou suplementos, são necessários para fornecer os nutrientes encontrados apenas em peixes, aves, leite, queijo e ovos.

Sou um preguiçoso que pretende começar a se exercitar

Quando realmente for à academia, comece devagar e tome uma dose extra de vitamina E. Um estudo do *USDA Center for Human Nutrition* em Tufts University (Boston) sugere que um suplemento de 800 miligramas de vitamina E todos os dias, durante o primeiro mês após o início de exercícios, minimiza danos aos músculos ao prevenir reações com radicais livres (partes de moléculas) que causam inflamações.

Depois disso, você está por conta própria: a vitamina não ajuda atletas condicionados cujos músculos se adaptaram ao estresse de treino.

Estou grávida

Pense sempre que "comer por dois" significa que você é a única fonte de nutrientes para o feto em crescimento, isto não significa que precise dobrar a quantidade de comida ingerida. Se não absorver as vitaminas necessárias, o bebê também não irá obtê-las.

Os IDRs para muitos nutrientes são os mesmos que aqueles para mulheres que não estão grávidas. Mas quando se está grávida, é necessário mais:

- **Vitamina D:** cada pedacinho de vitamina D no corpo de um recém-nascido veio de sua mãe. Se a mãe não tiver vitamina D suficiente, o bebê também não terá. As pílulas com vitaminas são a resposta? Sim. E não. O qualificador é a quantidade de pílulas já que a pouca vitamina D pode enfraquecer o desenvolvimento do feto, o excesso também pode causar defeitos de nascimento. É por essa razão que até que novas recomendações para a vitamina D tenham sido lançadas, a segunda palavra mais importante com a letra d é doutor. Se estiver grávida, consulte o seu médico para saber o que é o melhor para você;
- **Vitamina E:** para criar todo o novo tecido (para si mesma assim como para o bebê), uma mulher grávida precisa de mais 2a-TE por dia, a quantidade aproximada em um ovo;
- **Vitamina C:** o nível de vitamina C no sangue cai enquanto a vitamina C flui através da placenta para o bebê, que pode, em algum ponto da gravidez, ter níveis de vitamina C até 50% mais elevados que o seu. Portanto, você precisará de mais 10 miligramas de vitamina C por dia (1/2 xícara de abobrinha cozida ou dois talos de aspargos);

- **Riboflavina (vitamina B2):** para proteger o bebê contra defeitos estruturais, como fenda palatina ou deformidades no coração, uma mulher grávida precisa de mais 0,3 miligramas de riboflavina por dia (um pouco menos de 30 gramas de cereal);
- **Ácido fólico:** o ácido fólico protege a criança contra defeitos de fenda palatina e do tubo neural (espinha dorsal);
- **Vitamina B12:** para atender às demandas do feto em desenvolvimento, a mulher grávida precisa de mais 0,2 microgramas de vitamina B12 por dia (apenas 85 gramas de frango assado).

Estou amamentando

Você precisará de mais vitamina A, vitamina E, tiamina, riboflavina e ácido fólico para produzir quantidades suficientes de leite materno nutritivo, cerca de 750 mililitros (3/4 de litro) por dia. Precisará de mais vitamina D, vitamina C e niacina para assegurar a reposição das vitaminas perdidas, ou seja, aquelas que estão sendo transferidas para o seu bebê, no leite.

Estou me aproximando da menopausa

É difícil encontrar informações sobre os requisitos de vitaminas específicas para mulheres mais idosas se comparado com as informações de vitaminas específicas para homens idosos. Será que eles não sabem que todos ficam mais velhos? Agora mesmo, todos podem dizer com certeza que as necessidades nutricionais para mulheres idosas são que elas precisam de mais cálcio para compensar a perda óssea natural que ocorre quando as mulheres alcançam a menopausa e a produção do hormônio feminino estrogênio diminui. Elas também precisam de mais vitamina D para permitir que seus corpos absorvam e usem o cálcio.

CUIDADO!

Consulte o seu médico antes de adicionar suplementos de vitamina D. Em grandes quantidades, esta vitamina pode ser tóxica.

Capítulo 11

Minerais Poderosos

Neste Capítulo

- Explicando como o corpo usa os minerais
- Absorvendo os minerais necessários dos alimentos
- Descobrindo o que acontece quando ingerimos poucos ou muitos minerais
- Como saber quando precisamos de um pouco mais

Os minerais são elementos, substâncias compostas por um único tipo de átomo. Eles são inorgânicos (tradução: eles não contêm átomos de carbono, hidrogênio e oxigênio, encontrados em todos os compostos orgânicos, incluindo as vitaminas). Os minerais existem naturalmente em objetos inanimados, como pedras e minérios. Ainda que alguns minerais estejam presentes em plantas e animais, eles são importados: as plantas absorvem os minerais do solo e os animais obtêm minerais ao comer plantas.

Este capítulo conta quais minerais seu corpo precisa para estar em boa forma, onde encontrar os minerais nos alimentos e quanto de cada mineral uma pessoa saudável precisa.

Inventário dos Minerais Necessários

DISCURSO NUTRICIONAL

Os nutricionistas classificam os minerais essenciais para a vida humana tanto como minerais principais ou como oligoelementos. Os minerais principais e os oligoelementos são ambos minerais. A diferença entre eles, em fatos nutricionais, é a quantidade existente no corpo e a necessidade de ingestão para manter um suprimento regular.

O corpo armazena quantidades variantes de mineral, mas mantém mais de cinco gramas de cada mineral principal e de cada eletrólito principal à sua disposição. Você precisa consumir mais de 100 miligramas por dia de cada mineral principal para manter um suprimento constante e para compensar as perdas. Você armazena menos de cinco gramas de cada oligoelemento e precisa ingerir menos de 100 miligramas por dia para se manter equilibrado.

Introduzindo os minerais principais

Os seguintes minerais principais são essenciais para os seres humanos:

- Cálcio
- Fósforo
- Magnésio
- Enxofre
- Sódio
- Potássio
- Cloro

Nota de observação: o sódio, o potássio e o cloro, também conhecidos como os principais eletrólitos, são abordados no Capítulo 13.

Ainda que o enxofre, um mineral principal, seja um nutriente essencial para os seres humanos, ele quase nunca é incluído em livros nutricionais ou em tabelas nutricionais. Por quê? Porque é parte integrante de todas as proteínas. Qualquer dieta que forneça uma quantidade de proteínas adequada também fornece uma quantidade de enxofre adequado.

Após ter lido mais sobre proteínas, volte e dê uma olhada nos principais minerais de maneira detalhada.

Cálcio

Quando você sobe na balança de manhã, pode considerar que cerca de aproximadamente 1,5 quilos do seu peso corporal é constituído de cálcio, a maior parte dele presente nos seus dentes e ossos.

O cálcio também está presente no fluído extracelular (o líquido que rodeia as células do corpo), realizando as seguintes tarefas:

- Regula o balanço de fluído ao controlar o fluxo de água, para fora e para dentro das células;
- Permite às células mandarem mensagens entre si;
- Mantém o movimento dos músculos suave, evitando as câimbras.

Uma quantidade adequada de cálcio é importante para o controle da pressão arterial elevada e não apenas para o indivíduo, estudos demonstram que o feto também tem a pressão regulada através da ingestão de cálcio da mãe.

As melhores fontes alimentares de cálcio são o leite e os laticínios além de peixes, como as sardinhas e o salmão enlatados. O cálcio também é encontrado em vegetais folhosos de cor verde-escura, mas o cálcio em alimentos vegetais está limitado a compostos mais difíceis de serem absorvidos pelo corpo.

Fósforo

Assim como o cálcio, o fósforo é essencial para ossos e dentes fortes. Para um desempenho excelente, precisamos tanto de fósforo como de cálcio. O fósforo também permite que a célula transmita o código genético (genes e cromossomos que carregam a informação sobre suas características especiais) a novas células criadas quando as células se dividem e reproduzem. Em adição, o fósforo:

- Ajuda a manter o pH do sangue balanceado (ou seja, evita que ele se torne muito ácido ou muito alcalino);
- É vital para o metabolismo de carboidratos, para a síntese de proteínas e para o transporte de gorduras e ácidos graxos entre os tecidos e os órgãos;
- É parte da mielina, o revestimento gorduroso que cobre e protege cada célula nervosa.

O fósforo está presente em quase tudo o que é comestível, mas as melhores fontes são alimentos ricos em proteínas, como carne, peixe, aves, ovos e leite. Estes alimentos fornecem mais da metade do fósforo em uma dieta não-vegetariana. Os grãos, nozes, sementes e feijões secos também fornecem quantidades consideráveis.

Magnésio

O corpo usa magnésio para produzir tecidos corpóreos, em especial tecidos ósseos. O corpo humano adulto possui cerca de 30 gramas de magnésio e 75% dele estão presentes nos ossos. O magnésio também faz parte de mais de 300 enzimas diferentes que acionam reações químicas em todo o corpo. Você usa magnésio para:

- Movimentar nutrientes para fora e para dentro das células;
- Mandar mensagens entre as células;
- Transmitir o código genético (genes e cromossomos) quando as células se dividem e se reproduzem.

Um suprimento adequado de magnésio também é saudável para o coração, pois permite transformar os alimentos em energia usando menos oxigênio.

A banana é uma boa fonte de magnésio, assim como muitos outros alimentos de origem vegetal, incluindo frutas de cor verde-escura e vegetais (o magnésio faz parte da clorofila, o pigmento verde das plantas).

Introdução aos oligoelementos

Os oligoelementos também são minerais, mas eles estão presentes em quantidades muito menores. É por isso que se chamam oligoelementos. Você precisa de apenas uma pitada. Entendeu? Bom! Os oligoelementos incluem:

- Ferro
- Zinco
- Iodo
- Selênio
- Cobre

- Magnésio
- Flúor
- Cromo
- Molibdênio

Ferro

O ferro é um elemento essencial da hemoglobina e da mioglobina, duas proteínas que armazenam e transportam oxigênio. Encontramos a hemoglobina nos glóbulos vermelhos (é o que lhes dá a cor característica). A mioglobina (mio = músculo) é um componente muscular. O ferro também faz parte de várias enzimas.

As melhores fontes de ferro nos alimentos são carnes de órgãos (fígado, coração, rins), carne vermelha, gema de ovos e ostras. Estes alimentos contêm ferro heme, uma forma de ferro que o corpo consegue absorver com facilidade.

Os grãos integrais, o levedo de trigo, as passas, as nozes, as sementes, as ameixas e suco de ameixas e a casca da batata contém ferro não-heme. Como as plantas contêm substâncias chamadas de fitatos, capazes de ligar o ferro em compostos, o corpo tem dificuldades em absorver o ferro. Comer alimentos vegetais com carne ou com alimentos ricos em vitamina C (como tomates), aumenta a habilidade para quebrar os fitatos e absorver o ferro dos alimentos de origem vegetal.

Zinco

O zinco protege nervos e tecidos do cérebro, amortece o sistema imunológico e é essencial para um crescimento saudável. O zinco é parte das enzimas e hormônios, como a insulina, que metabolizam os alimentos, e seria justo chamá-lo de mineral masculino.

As maiores quantidades de zinco no corpo humano masculino estão presentes nos testículos, sendo usado para garantir um suprimento constante de testosterona, o hormônio que o homem precisa para produzir grandes quantidades de espermatozoides saudáveis e em boas condições. Sem zinco suficiente, a fertilidade masculina diminui.

Uma outra boa fonte de zinco é a carne, o fígado e os ovos. Há bastante zinco nas nozes, feijões, misô, abóbora, sementes de girassol, produtos integrais e gérmen de trigo. Mas o zinco presente nas plantas, assim como o ferro, aparece em compostos que o corpo absorve com menor eficiência do que o zinco presente em alimentos de origem animal.

Iodo

O iodo é um elemento dos hormônios da tireoide, tiroxina e triiodotironina, que ajudam a regular as atividades celulares. Estes hormônios também são essenciais para a síntese protéica, para o crescimento de tecidos (incluindo a formação de nervos e ossos saudáveis) e para a reprodução.

As melhores fontes naturais de iodo são os frutos do mar e as plantas que crescem perto do oceano, mas é mais provável que os americanos modernos obtenham o iodo necessário do sal iodado.

Selênio

O selênio foi identificado como um nutriente humano essencial, em 1979, quando os pesquisadores de nutrição chineses descobriram que aqueles com poucas quantidades armazenadas de selênio tinham um risco aumentado de sofrer da doença de Keshan, um distúrbio do músculo do coração cujos sintomas incluem batimento cardíaco acelerado, coração aumentado e, em casos severos, insuficiência cardíaca, uma consequência mais comum entre crianças pequenas e mulheres em idade fértil.

Como o selênio protege o coração? Uma possibilidade é a de que ele funcione como um antioxidante em conjunto com a vitamina E. Uma segunda possibilidade, levantada pelos estudos do Departamento de Agricultura dos Estados Unidos com ratos de laboratório é a de que ele previna o ataque de vírus ao músculo do coração.

Mesmo que as frutas e vegetais cultivados em solos ricos em selênio sejam eles mesmos ricos neste mineral, as melhores fontes de selênio são os frutos do mar, carne e órgãos (fígado, rins), ovos e laticínios.

Cobre

O cobre é um antioxidante encontrado em enzimas que desativam os radicais livres (pedaços de moléculas que podem se ligar para formar compostos danificadores do tecido corporal) e possibilitam o uso de ferro pelo corpo. O cobre também possui um papel no retardo do processo de envelhecimento ao diminuir a incidência de glicação de proteínas, uma reação na qual as moléculas de açúcar (gli = açúcar) se juntam com moléculas de proteína na corrente sanguínea, deformando as moléculas de proteína tornando-as inutilizáveis. A glicação de proteínas pode resultar em perda óssea, colesterol elevado, anormalidades cardíacas e vários outros sintomas desagradáveis. Nos portadores de diabetes, a glicação de proteína excessiva também pode ser um fator envolvido nas complicações, como perda de visão.

Além disso, o cobre:

- Promove o crescimento de ossos fortes;
- Protege a saúde do tecido nervoso;
- Previne que o cabelo fique branco prematuramente.

Você pode absorver o cobre necessário a partir de órgãos (como o fígado e o coração), frutos do mar, nozes e feijões secos, incluindo sementes de cacau.

Manganês

A maioria do manganês presente no corpo está nas glândulas (hipófise, mamárias, pâncreas), órgãos (fígado, rins, intestinos) e ossos. O manganês é um elemento essencial de enzimas que metabolizam carboidratos e sintetizam gorduras (incluindo colesterol). O manganês é importante para um sistema reprodutor saudável. Durante a gravidez, o manganês acelera o crescimento do tecido fetal, em especial os ossos e cartilagem.

Absorvemos o manganês a partir de grãos integrais, cereais, frutas e vegetais. O chá também é uma boa fonte de manganês.

Flúor

O fluoreto é a forma do flúor (um elemento) na água potável. O corpo armazena flúor nos ossos e nos dentes. Ainda que pesquisadores tenham algumas dúvidas sobre o flúor ser um nutriente essencial, está claro que ele endurece o esmalte dos dentes, reduzindo o risco de desenvolver cáries. Além disso, alguns pesquisadores de nutrição suspeitam, mas não podem provar, que algumas formas de flúor fortalecem os ossos.

Pequenas quantidades de flúor estão presentes no solo, na água, nas plantas e nos tecidos animais. Também absorvemos um suprimento constante de flúor na água potável fluoretada.

Cromo

Quantidades muito pequenas de cromo trivalente, uma forma digerível do mesmo elemento metálico que decora o seu carro e os seus eletrodomésticos, são essenciais para várias enzimas necessárias para metabolizar a gordura.

O cromo também é um composto necessário para o fator de tolerância à glicose (GTF), um grupo de substâncias químicas que permite que a insulina (uma enzima do pâncreas) regule o uso da glicose, o produto final do metabolismo e o combustível básico para a célula do corpo.

Hoje existe pouca informação sobre as quantidades precisas de cromo em alimentos específicos. Ainda assim, as leveduras o fígado de vitela, o queijo americano, o gérmen de trigo e o brócolis são considerados fontes valiosas deste oligoelemento.

Molibdênio

O molibdênio faz parte de várias enzimas que metabolizam as proteínas. Você absorve molibdênio a partir de feijões e grãos. As vacas comem grãos, portanto o leite e o queijo possuem um pouco de molibdênio. Ele também passa para a água potável através do solo circuncidante. O conteúdo de molibdênio das plantas e da água potável depende completamente da quantidade de molibdênio presente no solo.

Recebendo os Minerais Necessários

A Tabela 11-1 é um guia útil para os alimentos que fornecem os minerais e os oligoelementos que o corpo necessita. Ela é uma maneira fácil para descobrir quais alimentos (e qual a quantidade) fornecem, no mínimo, 25% da ingestão diária recomendada (IDR) para adultos saudáveis, com idade entre 25 e 50 anos.

Sem complicações, sem calculadoras. Basta tirar uma cópia e colar a tabela na geladeira. Que maneira fácil para comer bem! Espere! Uma observação importante: Ao ler "homem" ou "mulher" na tabela a seguir, isto significa "homens e mulheres com idade entre 25 e 50 anos", a menos que diga o contrário.

Tabela 11-1: Obtenha os minerais aqui! Comidas e porções

Comida	*Porção*
Cálcio e Fósforo	***IDR: Cálcio: homens e mulheres: 1.000 mg*** ***IDR: Fósforo: homens e mulheres: 700 mg***
Pães, cereais e grãos	
Muffin,	2 inteiros
Vegetais	
Brócolis, espinafre, nabo, (cozido)	1 xícara
Laticínios	
Queijos: gruyère, romano, suíço e parmesão	30 gramas
Cheddar ou queijos suíços	45 gramas
Gorgonzola, camembert, feta, gouda, monterey, muçarela, Muenster, provolone, roquefort	60 gramas

(continua)

Tabela 11-1: Obtenha os minerais aqui! Comidas e porções (Continuação)

Comida	*Porção*
Queijo ricota	½ xícara
Sorvete	1 xícara
Leite — todas as variedades, incluindo chocolate	1 xícara
Iogurte — todas as variedades	1 xícara (240 gramas)
Outros	
Tofú	½ xícara, em cubos
Magnésio	***IDR: Homens: 400-420 mg, mulheres: 310-320 mg***
Pães, cereais e grãos	
Pão — trigo integral	4 fatias
Muffin, pão sírio — trigo integral	2 inteiros
Cereal	60 gramas
Vegetais	
Alcachofra	2 médias
Grão-de-bico, soja em grãos, feijão branco, feijão fradinho (cozidos)	1 xícara
Laticínios	
Leite — chocolate, feito com leite desnatado	2 xícaras
Iogurte — simples, desnatado	2 xícaras

Tabela 11-1: Obtenha os minerais aqui! Comidas e porções (Continuação)

Comida	*Porção*
Outros	
Nozes e sementes	2 colheres de sopa
Tofú	½ xícara, em cubos
Ferro	***IDR: homens: 8mg, mulheres: 18 mg, 8 mg****
Pães, cereais e grãos	
Bagel, muffin, pita	2 inteiros
Aveia — instantânea, fortificada	½ xícara
cereal	30 gramas
Frutas	
Damasco (seco, cozido)	1 xícara
Vegetais	
Grão de bico, lentilha, feijão branco e vermelho (seco ou cozido)	1 xícara
Soja (cozida)	½ xícara
Carne bovina, aves, peixes	
Fígado — boi, porco	90 gramas
Fígado — frango, peru	1 xícara, em cubos
Vongole (crua) — somente a carne	90 — 120 gramas
Ostras (cruas) — somente a carne	30 — 60 gramas

(continua)

Tabela 11-1: Obtenha os minerais aqui! Comidas e porções (Continuação)

Comida	*Porção*
Outros	
Pinhões, sementes — abóbora	4 colheres de sopa
Zinco	***IDR: homens: 11mg, mulheres: 8 mg***
Pães, cereais e grãos	
Cereal — fortificado	60 gramas
Carnes, aves e peixes	
Boi — todas as variedades, magro	90 gramas
Cordeiro — todas as variedades, magro	90 gramas
Língua (assada)	90 gramas
Vitela — assada, magra	90 gramas
Frango (sem pele)	2 coxas
Ostras	90 gramas
Laticínios	
Iogurte — todas as variedades	2 xícaras
Outros	
Sementes — abóbora	4 colheres de sopa
Cobre	***IA: homens e mulheres: 900 mg***
Pães, cereais e grãos	
Cevada (cozida)	1/3 xícara
Muffin, pão sírio	2 inteiros
Frutas	

Tabela 11-1: Obtenha os minerais aqui! Comidas e porções (Continuação)

Comida	*Porção*
Ameixas (secas, cozidas)	1 xícara
Vegetais	
Feijões, lentilhas e grãos de soja (cozidos)	1 xícara
Carnes, aves e peixes	
Fígado — boi, vitela	90 gramas
Fígado — frango, peru	½ xícara, em cubos
Caranguejo, lagosta, ostras, camarões	90 gramas
Outros	
Amêndoas, castanha-do-pará, castanha-de- caju, avelãs, amendoins, pistache, nozes, nozes variadas	4 colheres de sopa
Sementes — abóbora, gergelim, girassol	4 colheres de sopa

**As quantidades menores são para pessoas com idade entre 19 e 30 anos; as maiores para pessoas acima de 30 anos. Good Sources of Nutrients (Washington, D.C.: U.S. Department of Agriculture/Human Nutrition Service, 1990); Nutritive Value of Food (Washington, D.C.: USDA, 1991); DRI reports 1998-2004.*

Você sentiu que algo faltava nesta lista? Você estava certo. Não existem dados para os oligoelementos essenciais cromo, flúor, iodo, molibdênio e selênio já que uma dieta variada e saudável fornece quantidades suficientes desses nutrientes. O sal iodado e a água fluoretada são uma segurança a mais.

Sobredoses e Subdoses: Muito ou Pouco

A Ingestão Diária Recomendada (IDR) e a Ingestão Adequada (IA) para os minerais e para os oligoelementos são grandes subsídios, grandes o suficiente para prevenir deficiências, mas não tão grandes a ponto de desencadearem efeitos colaterais tóxicos.

Como evitar a deficiência mineral

O que acontece quando você não absorve minerais e oligoelementos suficientes? Alguns minerais, como o fósforo e o magnésio, são tão disponíveis nos alimentos que as deficiências são raras ou não existentes. Nenhum cientista nutricional já foi capaz de identificar a ocorrência natural de deficiências de enxofre, manganês, cromo ou molibdênio em seres humanos que sigam uma dieta saudável. A maioria das águas potáveis contém flúor adequado e as pessoas ingerem tanto cobre (seria das barras de chocolate?) que estas deficiências são praticamente desconhecidas.

CUIDADO!

No entanto, outros minerais são mais problemáticos:

- Cálcio: sem cálcio suficiente, os ossos e dentes de uma criança não crescerão fortes e retos e os ossos de um adulto perdem minerais e enfraquecem. O cálcio joga em equipe. Para proteger contra uma deficiência, você também precisa de quantidades adequadas de vitamina D, o nutriente que permite a absorção do cálcio retirado dos alimentos ou suplementos. O leite fortificado com vitamina D auxilia significativamente na eliminação do raquitismo.
- Ferro: a deficiência de ferro, a anemia, não é apenas uma velha propaganda. Na falta de ferro, seu corpo não consegue produzir as hemoglobinas necessárias para transportar o oxigênio para cada tecido. Como resultado, são comuns o cansaço e a fraqueza. Uma leve deficiência de ferro também pode inibir o desempenho intelectual.

Consulte seu médico antes de tomar suplementos de ferro ou cereais fortificados com 100% do requerimento diário de ferro: o rótulo nutricional informa. A hemocromatose, um defeito genético comum, mas muitas vezes não diagnosticado, afeta um em cada 250 americanos, podendo levar a uma sobredose de ferro, uma absorção aumentada do mineral ligada à artrite, doenças cardíacas e diabetes, além de um risco aumentado de doenças infecciosas e cânceres (as células de vírus e cânceres crescem em um sangue rico em ferro).

- Zinco: um suprimento adequado de zinco é vital para a produção de testosterona e de espermatozoides saudáveis. Os homens que não consomem zinco suficiente podem se tornar temporariamente inférteis. A privação de zinco pode fazê-lo perder o apetite e a habilidade para sentir o gosto da comida. Ela também pode enfraquecer o sistema imunológico, aumentando o risco de infecções. As feridas demoram mais a cicatrizar quando não temos zinco suficiente. Isso inclui o tecido danificado no exercício. Em linguagem comum: se não absorver o zinco necessário, o seu bichinho de estimação pode durar mais que você. E sim, o zinco pode combater os sintomas do resfriado comum. Até agora, diversos estudos confirmaram que a ingestão de suplementos contendo uma forma de zinco (gluconato de zinco) diminui o resfriado, em um dia ou dois. Outros não mostram diferenças. Faça sua escolha.

Os resultados são referentes a adultos, não a crianças, e as cápsulas de zinco são apenas para uso durante os vários dias do resfriado. Descubra mais sobre o excesso de zinco, veja o tópico "Sabendo quando o excesso é muito", mais adiante, neste capítulo.

- Iodo: uma deficiência moderada de iodo causa o bócio (inchaço na glândula tireoide) e uma produção reduzida dos hormônios da tireoide. Uma deficiência mais severa no início da vida pode causar uma forma de retardamento mental e físico, chamada de cretinismo.

- Selênio: não há selênio suficiente na sua dieta? Tome cuidado com as dores musculares. Ou com fraquezas. Para proteger-se de problemas pela falta de selênio, assegure-se de ingerir bastante vitamina E. Alguns estudos com animais mostram que uma deficiência de selênio responde aos suplementos de vitamina E e vice-versa.

Sabendo o quanto é demais

Assim como algumas vitaminas, alguns minerais podem ser tóxicos quando em grandes doses:

- **Cálcio:** ainda que seja benéfico em quantidades mais altas que as indicadas nos atuais IDR, o cálcio não está livre de problemas:
  - Constipação, inchaço, náuseas e gases intestinais são efeitos colaterais comuns entre pessoas saudáveis ingerindo suplementos equivalentes a 1.500 até 4.000 miligramas de cálcio por dia;
  - As doses maiores a 4.000 miligramas por dia podem estar ligadas a danos nos rins;
  - As megadoses de cálcio podem ligar o ferro e o zinco, dificultando a absorção pelo corpo destes dois oligoelementos essenciais.
- **Fósforo:** o excesso de fósforo pode diminuir as reservas corporais de cálcio.
- **Magnésio:** as megadoses de magnésio parecem ser seguras para pessoas saudáveis, mas se tiver alguma doença nos rins, o excesso de magnésio pode causar músculos enfraquecidos, dificuldades respiratórias, batidas de coração irregulares e/ou parada cardíaca (o coração para de bater).

- **Ferro:** a sobredose de suplementos de ferro pode ser mortal, especialmente em crianças pequenas. A dose letal para uma criança pequena pode ser de até 3 gramas (3.000 miligramas) de ferro elementar de uma só vez. Esta é a quantidade em 60 pastilhas contendo 50 miligramas de ferro elementar cada uma. Para adultos, a dose letal está estimada entre 200 a 250 miligramas de ferro elementar por quilo de peso corporal. Isso é cerca de 13.600 miligramas para uma pessoa de 70 quilos — a quantidade presente em 292 pastilhas com 50 miligramas de ferro elementar em cada uma. As novas regras do FDA exigem cápsulas individuais para armazenar suplementos contendo mais de 30 miligramas de ferro para repelir os dedinhos e prevenir sobredoses acidentais.
- **Zinco:** doses moderadamente elevadas de zinco (até 25 miligramas por dia) poderiam diminuir a absorção corporal do cobre. As doses 27 a 37 vezes mais elevadas que o IDR (11mg/ homens, 8 mg/ mulheres) podem interferir na função imunológica e torná-lo mais suscetível a infecções, do que a proteção das doses normais de zinco. Doses em grama (2.000 miligramas/2 gramas) de zinco causam sintomas de envenenamento de zinco: vômitos, irritação gástrica e irritação no revestimento do estômago.
- **Iodo:** as sobredoses de iodo podem causar os mesmos problemas que sua deficiência: o bócio. Mas como é possível? Quando consumimos quantidades muito grandes de iodo, o mineral estimula a glândula tireóide, que incha em uma tentativa violenta de aumentar a produção de hormônios da tireoide. Esta reação pode ocorrer entre pessoas que comem muitas algas secas durante longos períodos.

Excedendo a Ingestão Diária de Referência: Pessoas que Precisam de mais Minerais

Se a sua dieta fornece minerais suficientes para atender aos IDRs, então você está em boa forma durante a maior parte do tempo. Mas em uma dieta restritiva, as circunstâncias da sua vida reprodutiva e apenas o fato do envelhecimento pode aumentar as necessidades por minerais. Aqui estão algumas situações.

Você é um vegetariano estrito

Os vegetarianos que evitam peixes, carnes e aves precisam obter o ferro de produtos com grãos fortificados, como cereais matinais ou pães. Pães comerciais ou alimentos naturais, como sementes, nozes, melado, passas, suco de ameixa, casca da batata, vegetais folhosos verdes, tofú, misô ou levedo de cerveja. Como o ferro nos alimentos de origem vegetal está ligado a compostos difíceis de serem absorvidos pelo corpo humano, os suplementos de ferro são, quase sempre, necessários.

Os *vegans*, os vegetarianos que evitam todos os alimentos de origem animal, incluindo os laticínios, possuem um problema similar para obter o cálcio necessário. O cálcio está presente nos vegetais, mas assim como o ferro, ligado a compostos difíceis de serem absorvidos. Portanto os vegans precisam de substitutos ricos em cálcio. As boas escolhas alimentares incluem o leite de soja fortificado com cálcio, suco de laranja com cálcio adicionado e tofú processado com sulfato de cálcio.

Você é um homem

Assim como as mulheres perdem ferro durante a menstruação, os homens perdem zinco durante a ejaculação. Os homens com vida sexual extremamente ativa podem precisar de mais zinco. O problema está no fato de que ninguém jamais definiu padrões para o que constitui "extremamente ativo". Consulte esta situação com o seu médico.

Os homens que tomam suplementos diários contendo 200 microgramas de selênio parecem diminuir o risco de câncer de próstata em 75%. O suplemento de selênio também produz uma queda geral na mortalidade por câncer além de diminuição do risco de câncer de próstata, de cólon e de pulmões, tanto em homens quando em mulheres.

Você é uma mulher

A mulher perde entre duas a três colheres de chá de sangue durante cada período menstrual, uma perda de 1,4 miligramas de ferro. As mulheres cuja menstruação é mais forte perdem mais sangue e mais ferro. Como obter ferro de uma dieta que fornece menos de 2.000 calorias diárias pode ser praticamente impossível, você poderá desenvolver uma leve deficiência de ferro. Para remediar isso, alguns médicos prescrevem um suplemento de ferro diário.

As mulheres portadoras de dispositivos intrauterinos (DIU) também podem receber uma prescrição para suplementos de ferro já que o DIU irrita o revestimento do útero e causa uma pequena, mas significante perda de sangue e de ferro.

Você está amamentando

As mães que estão amamentando precisam de mais cálcio, fósforo, magnésio, ferro, zinco e selênio para proteger seus próprios corpos enquanto estão produzindo leite nutritivo. Os mesmos suplementos que fornecem mais nutrientes para as mulheres grávidas atenderão as necessidades de uma mãe amamentando.

Uau! Isso foi uma onda de calor?

Então precisará de mais cálcio. Tanto os homens quanto as mulheres fabricam os hormônios sexuais testosterona e estrogênio, mas os homens fabricam mais testosterona e as mulheres mais estrogênio. A testosterona constrói ossos e o estrogênio os preserva.

Durante a menopausa, a produção de estrogênio da mulher despenca e seus ossos rapidamente se tornam menos densos. Enquanto os homens envelhecem e seus níveis de testosterona caem, eles também correm o risco de perder tecidos ósseos, mas a perda é menos rápida e dramática do que a de uma mulher.

Tanto para homens como para mulheres, uma perda severa de densidade óssea pode causar a osteoporose e aumentar os riscos de fraturas ósseas, uma condição comum entre mulheres com ascendência caucasiana ou asiática. Os suplementos de estrogênio podem ajudar a mulher a manter o tecido ósseo, mas a ingestão do hormônio pode ter sérios efeitos colaterais, incluindo um aumentado risco de câncer de mama.

Há vinte anos, os nutricionistas acreditavam ser impossível evitar a perda de densidade óssea relacionada à idade: o corpo parava de absorver cálcio quando passava dos vinte anos. Hoje, os remédios como o alendronate (Fosamax) protegem os ossos de uma mulher sem os possíveis efeitos perigosos do estrogênio. Aumentar o consumo de cálcio e de vitamina D pode ser útil, não importando o sexo.

Capítulo 12

Fitoquímicos Fabulosos

Neste Capítulo

- Explicando o que são os fitoquímicos e porque são importantes
- Conhecendo o avanço das pesquisas sobre os fitoquímicos
- Usando os fitoquímicos todos os dias

Quando você já pensava dominar o mundo da nutrição, os chefes jogam algo novo na mesa.

Pensei ter incluído algo sobre cada aspecto dos alimentos e da saúde na primeira edição de *Nutrição Para Leigos*. Mas, então, uma nova palavra apareceu em artigos e relatórios de nutrição. A palavra é fitoquímicos, cinco sílabas cheias de substâncias químicas derivadas das plantas. Além disso, achei aquilo tão interessante que escrevi um novo capítulo sobre o tema. É difícil encontrar um viciado em nutrição que não tenha ouvido falar nos fitoquímicos. No entanto, o que as pessoas estão escutando, mudou um pouco.

Os fitoquímicos (substâncias químicas fabricadas somente nas plantas) são substâncias produtoras de muitos efeitos benéficos quando associados a uma dieta que inclua muitas frutas, vegetais, feijões e grãos. Este capítulo apresenta uma breve explicação sobre a natureza dos fitoquímicos, diz onde encontrá-los e como eles funcionam.

Os Fitoquímicos Estão em Todos os Lugares

- *Carotenóides*, os pigmentos que tornam as frutas e vegetais laranjas, vermelhos e amarelos (vegetais verde-escuros e frutas, como o kiwi, contêm estes pigmentos também, mas a clorofila mascara as cores dos carotenoides).

- Tiocianatos, compostos de enxofre com forte odor que o fazem torcer o nariz para o aroma de repolho cozido.
- *Daidzeína e genisteína*, compostos parecidos a hormônios presentes em muitas frutas e vegetais.
- Fibra Alimentar

Estes e outros fitoquímicos, como as vitaminas (sim, as vitaminas), realizam tarefas benéficas no corpo. Eles:

- Mantém as células saudáveis;
- Ajudam a prevenir a formação de agentes cancerígenos (substâncias causadoras do câncer);
- Reduzem os níveis de colesterol;
- Ajudam a movimentar o alimento através do trato intestinal.

O valor incontestável dos fitoquímicos é uma das razões para que o *Department of Agriculture/Health and Human Services Dietary Guidelines for Americans* (Departamento de Agricultura, Diretrizes Alimentares e de Serviços de Saúde para Americanos) recomende a ingestão de no mínimo cinco porções de frutas e vegetais e várias porções de grãos, todos os dias.

Analisando os Diferentes Tipos de Fitoquímicos

Os fitoquímicos mais interessantes nos alimentos de origem vegetal são os antioxidantes, compostos parecidos a hormônios, e os compostos de enxofre ativadores de enzimas. Cada grupo possui um papel específico na manutenção da saúde e na redução de riscos para certas doenças.

Antioxidantes

Os antioxidantes são nomeados pelas suas habilidades de prevenir reações químicas chamadas de oxidação, o que permite que fragmentos moleculares chamados de radicais livres se unam, formando potenciais agentes cancerígenos no corpo.

Os antioxidantes também diminuem o desgaste normal das células do corpo e alguns pesquisadores notaram que uma dieta rica em alimentos de origem vegetal (frutas, vegetais, grãos e feijões) parece reduzir o risco de infartos e pode reduzir o risco de alguns tipos de câncer. Por exemplo, o consumo de bastante licopeno (o carotenoide vermelho dos tomates) já foi ligado a um risco menor de câncer de próstata — desde que os tomates estejam misturados com um pouco de óleo, o que torna o licopeno fácil de ser absorvido.

Compostos parecidos a hormônios

Muitas plantas contêm compostos que se comportam como estrogênios, o hormônio sexual feminino. Como apenas os animais conseguem produzir hormônios de verdade, estas substâncias químicas vegetais são chamadas de compostos parecidos a hormônios ou fitoestrogênios (estrogênio vegetal). Parece justo.

Os três tipos de fitoestrogênios são:

- Isoflavonas, presentes em frutas, vegetais e feijões;
- Lignanas, presentes em grãos;
- Coumestan, presente em brotos e na alfafa.

Os fitoestrogênios mais estudados são as isoflavonas, conhecidas como daidzeína e genisteína (encontradas na soja), dois compostos com a estrutura química similar ao estradiol, que é o estrogênio produzido pelos ovários dos mamíferos.

Assim como os estrogênios naturais ou sintéticos, a daidzeína e a genisteína se ligam a pontos sensíveis do tecido reprodutor (mama, ovário, útero, próstata) chamados de receptores de estrogênio. Mas os fitoestrogênios possuem efeitos mais leves do que os estrogênios naturais ou sintéticos. São necessárias cerca de 10.000 moléculas de daidzeína ou genisteína para produzir o mesmo efeito estrogênico de uma molécula de estradiol. Cada molécula de fitoestrogênio que se liga a um receptor de estrogênio desloca uma molécula de estrogênio mais forte. Como resultado, os pesquisadores sugeriram que o consumo de alimentos ricos em isoflavonas, como produtos de soja, poderiam fornecer às mulheres na pós-menopausa, os benefícios do estrogênio (ossos mais fortes e alívio das ondas de calor) sem os altos riscos dos cânceres no aparelho reprodutor (mama, ovários ou útero), associados à terapia de reposição hormonal (TRH).

Compostos sulfúricos

Os vegetais crucíferos (nomeados pela palavra latina para "cruz", como referência às suas flores em forma de x), como brócolis, couve-de-bruxelas, couve-flor, couve, repolho, sementes de mostarda, radicchio, couve-nabo, nabo e agrião — todos contém compostos sulfúricos fedorentos, como glucosinolato sulforafano (SGSD), glucobrassicina, gluconapina, gluconasturtiina, neoglucobrassicina e sinigrina, que parecem dizer ao corpo para aumentar a produção de enzimas que desativam e ajudam a eliminar agentes cancerígenos.

Fibra Alimentar

A fibra alimentar é um bônus especial encontrado apenas em alimentos de origem vegetal. Não é possível encontrá-la em carnes, peixes, aves, ovos ou laticínios.

A fibra alimentar solúvel, como a pectina presente nas maçãs e a goma presente nos feijões, varre o colesterol e diminui o risco de doenças cardíacas. As fibras alimentares insolúveis, como a celulose presente nas cascas das frutas, aumenta as fezes e previne a constipação, movimentando os alimentos mais rápido pela barriga, assim haverá menos tempo para que a comida crie as substâncias que acredita-se façam crescer células cancerígenas.

Capítulo 13

A Água Funciona

Neste capítulo

- Por que precisamos de água
- Descobrindo de onde vem a água necessária
- Decidindo a quantidade de água necessária
- Descobrindo a natureza e as funções dos eletrólitos

Seu corpo é feito de uma grande parte de água (50% a 70%). A quantidade exata de água depende da sua idade e da quantidade de músculos e gorduras que possui. O tecido muscular possui mais água do que o tecido gorduroso. Como em média o corpo masculino possui uma proporção maior de músculos do que o corpo feminino, ele também possui mais água. Pela mesma razão, a maior quantidade de músculos, o corpo jovem precisa de mais água do que um corpo mais velho.

Você não gostará da experiência, mas se for preciso, conseguirá viver sem comida por até semanas, absorvendo níveis consistentes de nutrientes ao digerir seus próprios músculos e gordura. No caso da água é diferente. Sem ela, morrerá em questão de dias, e ainda mais rápido se estiver em um lugar quente o suficiente para fazê-lo suar e perder água com maior rapidez.

Este capítulo traz as informações sobre a importância da água e como manter o nível de água do seu corpo equilibrado.

Investigando as Muitas Maneiras que o Corpo Utiliza a Água

A água é um solvente. Ela dissolve substâncias, carrega nutrientes e outros materiais, como células do sangue pelo corpo, possibilitando que cada órgão faça o seu trabalho. Você precisa de água para:

- Digerir alimentos, dissolver nutrientes para que eles possam passar pelas paredes de células intestinais até a corrente sanguínea e para movimentar a comida pelo trato intestinal;
- Carregar os resíduos para fora do corpo;
- Fornecer um meio para que as reações bioquímicas, como o metabolismo (digestão de alimentos, produção de energia e construção de tecidos), ocorram;
- Mandar mensagens elétricas entre as células para que os músculos se movam, os olhos vejam, o cérebro pense e assim por diante.
- Regular a temperatura corporal, refrescando o corpo com umidade (transpiração) que evapora na pele.
- Lubrificar as partes que se mexem.

Manutenção da Quantidade Correta de Água no Organismo

Até mesmo 75% da água do corpo estão presentes no fluido intracelular, o líquido que há no interior das células do corpo. O resto é fluido extracelular, ou seja, todos os outros líquidos corporais, como:

- Líquido intersticial (o fluido presente entre as células);
- Plasma sanguíneo (o líquido transparente do sangue);
- Linfa (um fluido transparente e levemente amarelado, coletado dos tecidos corporais e que flui até os nódulos linfáticos e depois até os vasos sanguíneos);
- Secreções corporais, como suor, fluido seminal e fluido vaginal;
- Urina.

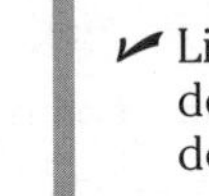

Um corpo saudável possui a quantidade correta de fluidos no interior e no exterior de cada célula, uma situação médica que alguns chamam de balanço hídrico. Manter o balanço hídrico é essencial para a vida. Se houver pouca água dentro de uma célula, ela encolhe e morre. Se houver muita água, a célula explode.

O balanceamento: O papel dos eletrólitos

Seu corpo mantém o balanço hídrico através da ação de substâncias chamadas de eletrólitos, compostos minerais que, quando dissolvidos em água, tornam-se partículas de carga elétrica chamadas de íons.

Muitos minerais, incluindo o cálcio, o fósforo e o magnésio, formam compostos que se dissolvem em partículas carregadas. Mas os nutricionistas geralmente usam o termo eletrólitos para descrever o sódio, o potássio e o cloro. O eletrólito mais conhecido é aquele encontrado na mesa do jantar: o cloreto de sódio — o velho e conhecido sal de mesa (na água, suas moléculas se dissolvem em dois íons: um íon de sódio e um íon de cloreto).

Sob circunstâncias normais, o fluido no interior das células possui mais potássio do que sódio ou cloro. O fluido no exterior é o oposto: ele possui mais sódio e cloro do que potássio. A parede celular é uma membrana semipermeável: algumas coisas passam, mas outras não. As moléculas de água e as pequenas moléculas de minerais fluem livremente, o que não acontece com moléculas grandes, como as de proteínas.

O processo pelo qual o sódio flui para fora e o potássio flui para dentro de coisas de um mesmo nível se chama bomba de sódio. Se este processo não acontecesse mais, os íons de sódio se acumulariam dentro das células. O sódio atrai água, quanto mais sódio houver dentro da célula, mais água entrará. No fim, a célula explodiria e morreria. A bomba de sódio, pontual como um relógio, previne o acontecimento deste desequilíbrio, para que possamos ir em frente, sem imaginar a existência destes eficientes íons.

Desidratação sem água ou eletrólitos suficientes

Se beber mais água do que o necessário, um corpo saudável apenas a ignora, por assim dizer, e urinará mais vezes, reajustando o nível de água. É difícil para uma pessoa saudável, em uma dieta normal, beber água até morrer.

No entanto, se não ingerir água suficiente, o corpo o avisa rapidamente.

O primeiro sinal é sede, aquela secura desagradável na boca causada pela perda de água das células da sua gengiva, língua e bochechas. O segundo sinal é urina reduzida.

Se não tomar cuidado com esses sinais, seus tecidos começarão a secar. Em outras palavras, estará desidratando e se não puder ingerir água, não sobreviverá.

Obtendo a Água Necessária

Como não armazenamos água, você precisará ingerir um novo suprimento todos os dias, suficiente para substituir a água perdida quando respiramos, transpiramos, urinamos e defecamos. Em média, esta quantidade necessária varia entre 1.500 a 3.000 mililitros (entre seis a doze copos) por dia. Veja para onde vai esta água:

- 850 a 1.200 mililitros são perdidos na respiração e na transpiração.
- 600 a 1.600 mililitros são perdidos na urina.
- 50 a 200 mililitros são perdidos nas fezes.

Adicione mais alguns mililitros para uma margem de segurança e terá as recomendações de que mulheres acima dos 19 anos devem consumir aproximadamente 11 copos de água por dia e homens acima dos 19 anos devem consumir aproximadamente 15 copos de água. Mas nem toda esta água precisa ser ingerida de maneira direta. Mais ou menos 15% da água necessária ao nosso corpo é criada quando digerimos e metabolizamos alimentos. O produto final da digestão e do metabolismo é o dióxido de carbono (um resíduo que expiramos para fora do corpo) e a água composta de hidrogênio dos alimentos e oxigênio do ar que inspiramos. O resto da água diária vem diretamente do que bebemos e comemos.

As frutas e os vegetais estão cheios de água. A alface, por exemplo, possui 90% de água. Além disso, absorvemos água de alimentos que nunca consideramos como fontes de água: hambúrguer (mais de 50%), queijo (quanto mais macio o queijo, maior será o conteúdo de água — o queijo suíço possui 38% de água, o queijo ricota possui 74%), um simples bagel (29% de água), leite em pó (2%) e até mesmo manteiga e margarina (10%). Somente os óleos não possuem água.

Nem todos os líquidos são absorvidos por igual. A cafeína presente no café e no chá, e o álcool presente na cerveja, no vinho e nos destilados são diuréticos, substâncias químicas que o faz urinar com mais frequência. Apesar de as bebidas cafeinadas e alcoólicas fornecerem água, elas também aumentam a sua eliminação do corpo — é por isso que sentimos sede de manhã, e após beber uma taça ou duas de vinho. E quando sentimos sede, o que fazemos? Bebemos água.

Tomando Mais Água e Eletrólitos Quando Necessário

O potássio e o cloreto são encontrados em tantos alimentos que uma deficiência alimentar é muito rara. De fato, o único caso relatado de deficiência de cloreto era entre crianças que foram alimentadas com leite em pó, nas quais não constava o cloreto.

DICA

Em 2004, a Ingestão Adequada (IA) para o sódio, potássio e cloreto foi definida como "uma porção que serve a todos" para um adulto saudável, com idade entre 19 e 50 anos, pesando 70 quilos:

- Sódio: 1.500 miligramas
- Potássio: 4.700 miligramas
- Cloreto: 2.300 miligramas

A maioria dos americanos absorve muito mais e, algumas vezes, realmente precisamos de mais água e de mais eletrólitos. Os próximos tópicos explicam o porquê.

Você está com uma doença estomacal

O vômito ou diarreia constante drenam a água e os eletrólitos do corpo. Igualmente, também é preciso de mais água para repôr os líquidos perdidos na transpiração caso tenha uma febre alta.

Quando perdemos água suficiente para ficarmos perigosamente desidratados, também perdemos os eletrólitos que mantém o balanço hídrico, regulam a temperatura corporal e iniciam dezenas de reações bioquímicas. A água pura não repõe todos estes eletrólitos. Consulte o seu médico para obter uma bebida que hidrate seu corpo sem irritar o seu estômago.

Você está se exercitando ou trabalhando duro em um ambiente quente

Quando estamos com calor, nosso corpo transpira. A umidade evapora e resfria a pele para que o sangue em circulação no centro do corpo vá para a superfície e seja resfriado. O sangue mais fresco volta ao centro do corpo, diminuindo a temperatura (a temperatura central).

Se não refrescar o corpo, continuará perdendo água. Se não repôr a água perdida, as coisas podem ficar feias já que não está somente perdendo água, também estará perdendo eletrólitos. A causa mais comum para um esgotamento temporário de sódio, potássio e cloreto é a transpiração excessiva e descontrolada.

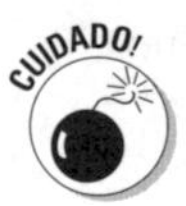

Privado de água e eletrólitos, os músculos têm câimbras, você se sente atordoado e fraco e a transpiração, agora descontrolada, não consegue mais refrescá-lo. A sua temperatura corporal central começa a se elevar e sem nenhum alívio — ar-condicionado ou um banho frio, mais água, isotônico ou suco de frutas — você poderá progredir de câimbras de calor até a exaustão por calor, chegando a uma insolação. A última opção é potencialmente fatal.

No entanto, e esta é novidade, beber muita água durante os exercícios também pode ser perigoso para a saúde. Encher o corpo com líquidos dilui o sódio da corrente sanguínea e pode fazer com que o cérebro e outros tecidos do corpo inchem, uma condição conhecida como hiponatremia ou "intoxicação por água". A nova regra do *American College of Sports Medicine, Colégio Americano de Medicina Esportiva* é beber apenas o suficiente para manter o peso corporal durante o exercício. Quanto seria isso? Suba em uma balança antes do exercício. Faça exercícios durante uma hora. Volte a subir na balança. Você precisa de 500 mililitros de água para substituir cada 500 gramas perdidos em uma hora de exercício. Se perder 500 gramas, beba 500 mililitros. Se perder 250 gramas, beba 250 mililitros. Esta foi fácil!

Você está tomando certos remédios

Como alguns remédios interagem com água e eletrólitos, pergunte se precisa ingerir mais água e eletrólitos sempre que o seu médico receitar:

- **Diuréticos:** eles aumentam a perda de sódio, potássio e cloreto;
- **Neomicina (um antibiótico):** ela liga o sódio em compostos insolúveis, tornando-o menos disponível no corpo;
- **Colchicina (um remédio antigota):** ele diminui a absorção de sódio.

Parte III

Comida Saudável

A 5ª Onda por Richard Tennant

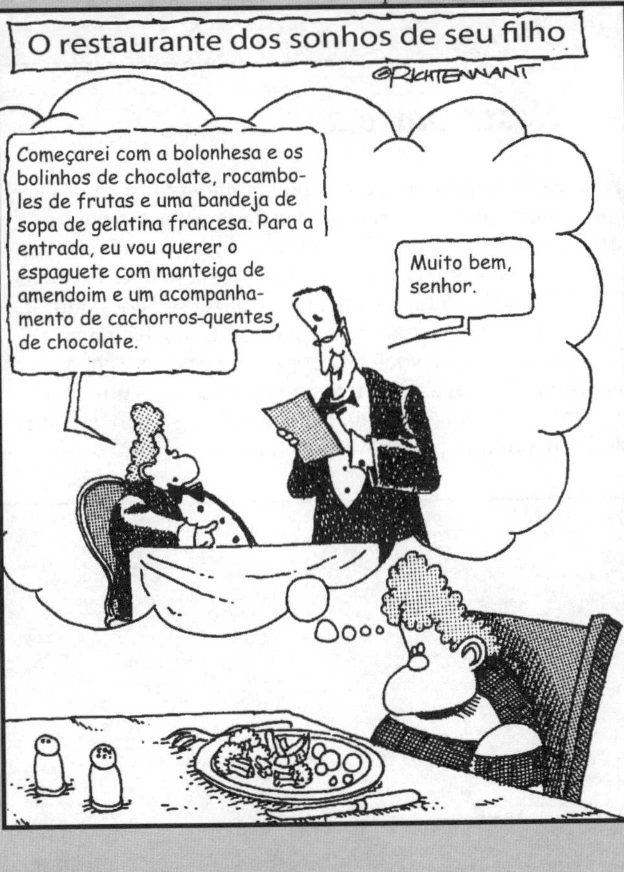
O restaurante dos sonhos de seu filho
©RICHTENNANT
Começarei com a bolonhesa e os bolinhos de chocolate, rocambo-les de frutas e uma bandeja de sopa de gelatina francesa. Para a entrada, eu vou querer o espaguete com manteiga de amendoim e um acompanha-mento de cachorros-quentes de chocolate.
Muito bem, senhor.

Nesta parte...

Você vai descobrir aqui como juntar alimentos para montar uma dieta saudável. Os capítulos desta parte são cheios de orientações da *Dietary Guidelines for Americans* (Diretrizes Alimentares para Americanos) de 2005, e estratégias baseadas no "My Piramid", a última palavra ao se fazer seleções que melhoram o corpo e agradam ao paladar. E sim, há uma explicação de porque você fica com fome e porque acha algumas comidas mais apetitosas do que outras — um fator importante na criação de uma dieta nutritiva (se não tem um gosto bom, por que você deveria comer?).

Capítulo 14

Por que Você Come Quando Come?

Neste Capítulo

- Diferenças entre apetite e fome
- Entendendo os sinais corporais e os ciclos de fome
- Como a saúde e o estilo de vida afetam o apetite
- Analisando distúrbios alimentares comuns

Já que precisamos de comida para viver, o corpo é esperto e nos avisa quando está pronto para o café da manhã, almoço, jantar e talvez alguns lanches nesse ínterim. Este capítulo explica os sinais que o corpo usa para fazê-lo ir à mesa, ao drive-thru do restaurante favorito ou até à máquina de guloseimas que fica no final do corredor.

A Diferença entre Fome e Apetite

As pessoas comem por duas razões principais. A primeira razão é a fome, a segunda é o apetite. A fome e o apetite não são sinônimos. De fato, a fome e o apetite são processos completamente diferentes.

A fome é a necessidade de comida. Ela é:

- Uma reação física que inclui mudanças químicas corporais relacionadas ao baixo nível de glicose no sangue, muitas horas após comer;
- Um mecanismo instintivo e protetor que assegura que o corpo consiga o combustível necessário para funcionar bem.

O apetite é o desejo pela comida. Ele é:

- Uma reação sensorial ou psicológica (Isto parece bom! Isto cheira bem!) que estimula uma resposta psicológica involuntária (salivação, contrações do estômago);
- Uma resposta condicionada à comida.

Reabastecendo: O Ciclo da Fome e da Saciedade

O corpo dá o melhor de si para criar ciclos de atividade paralelos em um dia de 24 horas. Assim como o sono, a fome acontece em intervalos regulares, ainda que seu estilo de vida possa dificultar a manutenção deste padrão natural, mesmo quando o estômago grita que está vazio!

Reconhecendo a fome

Os sinais mais claros de que o corpo quer comida naquele exato instante são as reações físicas do estômago e do sangue que avisam que já é hora para colocar mais comida na boca e comer.

Roncando e remexendo: O estômago fala

Uma barriga vazia não possui boas maneiras. Se não a encher de imediato, seu estômago mandará uma chamada por comida audível e algumas vergonhosas. O ronco do estômago é um sinal chamado de fome dolorosa.

As fomes dolorosas são simples contrações musculares. Quando o estômago está cheio, estas contrações e suas ondas contínuas passam por todo o comprimento do intestino, algo conhecido como peristaltismo, movimentando a comida pelo trato digestivo. Quando o estômago está vazio, as contrações lançam ar e isso faz barulho.

Aquela sensação de vazio

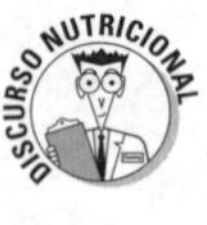

Cada vez que comemos, o pâncreas secreta insulina, um hormônio que permite retirar o açúcar (glicose) do sangue e levá-lo a outras células, onde ele é necessário para a realização de várias tarefas. A glicose é o combustível básico que o corpo usa para obter energia (veja o Capítulo 8). Como resultado, o nível de glicose circulando no sangue aumenta e diminui naturalmente, produzindo uma vaga sensação de vazio e talvez fraqueza, que nos força a comer. A maioria das pessoas sentem a subida e descida natural da glicose como um padrão suave que dura quatro horas.

Como saber quando está satisfeito

A agradável sensação de satisfação após comer é chamada de saciedade, o sinal que diz: "ok, cancelem os cachorros-quentes, já comi suficiente e preciso sair da mesa".

Com o desenvolvimento das pesquisas e da compreensão das funções cerebrais se tornam mais sofisticadas, os cientistas descobriram que o hipotálamo, uma pequena glândula no topo do tronco cerebral (a parte do cérebro que se conecta ao início da espinha dorsal), parece ser o lar do controle do apetite em uma área do cérebro onde os hormônios e outras substâncias químicas que controlam a fome e o apetite são produzidos (veja a Figura 14-1). Por exemplo, o hipotálamo lança o neuropeptídeo Y (NPY), uma substância química que se liga às células cerebrais e manda um sinal: mais comida!

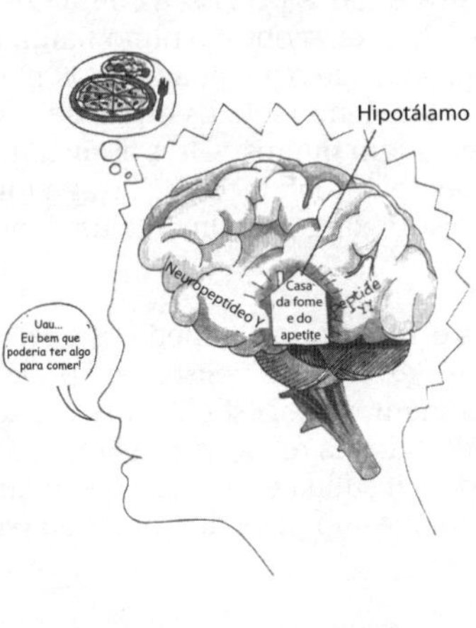

Figura 14-1: Seu hipotálamo está a cargo do apetite!

Outras células do corpo também possuem o papel de fazer o corpo dizer: "estou satisfeito". Em 1995, os pesquisadores do Rockefeller University descobriram um gene nas células adiposas (as células onde a gordura é armazenada) que direciona a produção de um hormônio chamado leptina (da palavra grega que significa magro). A leptina parece dizer ao corpo a quantidade de gordura armazenada, regulando a fome (a necessidade de comida para fornecer combustível). A leptina também reduz a secreção do hipotálamo de NPY, o hormônio que sinaliza a fome. Quando o pessoal do Rockefeller injetou leptina em um camundongo criado para ser gordo, ele comeu menos, queimou a comida mais rápido e perdeu uma quantidade de peso considerável.

No fim, os pesquisadores esperam que este tipo de informação possa levar à criação de remédios seguros e eficientes para combater a obesidade.

Derrotando a fome de quatro horas

Em todo o mundo, o ciclo da fome, ou seja, da subida e descida do nível de glicose, aciona um horário de alimentação que geralmente fornece quatro refeições durante o dia: café da manhã, almoço, lanche (uma refeição no meio da tarde) e jantar.

No Brasil, assim como nos Estados Unidos, a cultura de três refeições ao dia força as pessoas a lutarem contra o ritmo natural, sem comida desde o almoço, ao meio-dia, até o jantar às 18h ou mais tarde. O resultado desagradável é que enquanto os níveis de glicose diminuem por volta das 16h e pessoas em muitos países apreciam um chá da tarde, ficamos rabugentos e tentamos satisfazer a fome natural agarrando a comida mais próxima, geralmente um lanche rico em gorduras e calorias.

Em 1989, David Jenkins e Tom Wolever, médicos e Ph. D. da *University of Toronto*, definiram um "estudo das beliscadas" projetado para testar a ideia de que regularizaríamos a digestão, comendo várias refeições pequenas em vez de três grandes refeições. Assim, estaríamos distribuindo a secreção de insulina e mantendo a quantidade de glicose no sangue em um mesmo nível durante todo o dia.

A teoria confirmou estar correta. Aqueles que ingerem cinco ou seis pequenas refeições em vez de três grandes refeições se sentiram melhor e sentiram um bônus especial: níveis de colesterol mais baixos. Após duas semanas de "beliscadas", os participantes do estudo Jenkins-Wolever mostraram níveis de lipoproteínas de baixa densidade (LDL) 13,5% menores do que aqueles que ingeriam a mesma quantidade de comida dividida em três grandes refeições. Como resultado, muitas dietas projetadas para ajudar a perder peso ou controlar o colesterol agora dão ênfase a um regime diário de várias refeições pequenas, em vez das básicas três refeições grandes. Pessoal esperto! Com poucas gorduras, colesterol e calorias, é claro.

Respondendo ao Ambiente

Seu ambiente físico e psicológico, de fato, afetam o apetite e a fome, algumas vezes fazendo-o comer mais do que o normal, outras fazendo-o comer menos.

Querido, está frio lá fora

É mais provável que sinta fome em um lugar frio do que em um lugar quente. E você será mais propenso a querer pratos com muitas calorias em um clima frio. Basta lembrar das tentadoras comidas de inverno: ensopados, assados, sopas cremosas. E daquelas que consideramos agradáveis em um quente dia de verão: saladas, frutas geladas, sanduíches simples.

A diferença não é mera coincidência. Os alimentos fornecem calorias. As calorias aquecem. Para ter certeza de que está recebendo o necessário, o corpo até processa os alimentos mais rápido quando está frio. O estômago fica vazio mais rápido enquanto a comida acelera pelo trato digestivo, o que significa que a fome dolorosa aparece mais cedo do que o esperado, o que por sua vez, significa que você come mais e fica mais quente e... Bem, você entendeu.

Fazendo mais exercícios que a boca

Todos sabem que os exercícios abrem o apetite, certo? Bem, todos estão errados (isso acontece o tempo todo). Sim, pessoas que se exercitam com regularidade são propensas a terem um apetite saudável (leia-se: normal), mas é raro que tenham fome logo após o exercício, pois:

- O exercício retira energia armazenada, glicose e gordura, dos tecidos corporais, portanto, os níveis de glicose se mantém estáveis e não há sensação de fome;
- Os exercícios desaceleram a passagem da comida através do trato digestivo. O estômago se esvazia mais devagar, mantendo o corpo saciado por mais tempo.

  Cuidado: se comer uma refeição pesada logo antes de ir à academia ou à bicicleta ergométrica do seu quarto, a comida parada no estômago pode fazê-lo se sentir estufado. Algumas vezes, pode até mesmo desenvolver cólicas.
- Os exercícios (incluindo o esforço mental) reduzem a ansiedade em algumas pessoas, o que significa um desejo menor por um lanchinho.

Trazendo o apetite de volta à forma saudável

O estresse ou trauma físico intenso, um osso quebrado, uma cirurgia, uma queimadura ou uma febre alta, reduz o apetite e diminui as contrações naturais do trato intestinal. Se comer em momentos como este, a comida pode se acumular no estômago e até dilatar o intestino o suficiente para rasgá-lo. Em situações como esta, a alimentação intravenosa, fluidos com nutrientes enviados através de uma agulha diretamente à veia, fornece nutrientes sem irritações.

Tomando medicamentos, mudando o apetite

A ingestão de alguns remédios pode diminuir ou aumentar a vontade de comer. Alguns remédios usados para tratar condições comuns afetam o apetite. Ao tomar estes remédios, você poderá perceber que está comendo mais ou menos do que o normal. Este efeito colateral raramente é mencionado quando os médicos fornecem receitas, talvez porque não represente um risco à vida e desapareça quando pararmos de tomar o remédio.

Alguns exemplos de estimuladores de apetite são alguns antidepressivos, anti-histamínicos (pílulas contra a alergia), diuréticos (remédios que o fazem urinar mais), esteróides (remédios que combatem inflamações) e tranquilizantes (remédios calmantes). Os redutores de apetite incluem alguns antibióticos, remédios contra o câncer, remédios contra convulsões, medicamentos para a pressão alta e remédios para diminuir o colesterol.

É claro, nem todo remédio em uma classe particular, ou seja, antibióticos ou antidepressivos, possui o mesmo efeito sobre o apetite. Por exemplo, o antidepressivo amitriptilina (Amytril) aumenta o apetite e pode causar aumento de peso. Outro antidepressivo, a fluoxetina (Prozac) não causa este aumento.

O fato de um remédio afetar o apetite quase nunca é um motivo para evitar tomá-lo. Mas conhecer a relação existente entre o remédio e o desejo por alimentos pode ajudar. O bom senso diz para perguntar ao médico sobre a possibilidade de interações entre o remédio receitado e o apetite. Se o remédio que o farmacêutico lhe der não vier com uma bula, peça uma. Leia as pequenas letras sobre os efeitos colaterais e outros detalhes interessantes, como conselhos para evitar a ingestão de álcool ou a utilização, ou manuseio de máquinas pesadas.

Quando o Apetite Fica Confuso: Distúrbios Alimentares

Um distúrbio alimentar é uma doença psicológica que leva alguém a comer em excesso, ou a comer muito pouco. A satisfação com um sundae com calda quente de vez em quando não é um distúrbio alimentar. Tampouco pode ser considerada a dieta feita três semanas antes para entrar no vestido do ano passado.

A diferença entre uma satisfação normal e uma dieta normal para perder peso em relação a um distúrbio alimentar é que os dois primeiros são comportamentos saudáveis e aceitáveis, enquanto que um distúrbio alimentar é uma doença que representa um risco de vida e precisa de atenção médica imediata.

Comendo muito

Ainda que muitos estudos recentes documentem um alarmante aumento mundial de obesidade, em especial entre crianças pequenas, nem todas as pessoas maiores ou mais pesadas que o ideal possuem um distúrbio alimentar. Os corpos humanos existem em tamanhos diferentes e algumas pessoas saudáveis são naturalmente maiores ou mais pesadas do que outras. Um distúrbio alimentar pode estar presente, no entanto, quando:

- A pessoa confunde o desejo pela comida (o apetite) com a necessidade pela comida (fome);
- A pessoa com acesso a uma dieta normal sente uma aflição psicológica quando a comida lhe é negada;
- A pessoa usa a comida para aliviar a ansiedade provocada pelo o que ele, ou ela, considera uma situação assustadora: um emprego novo, uma festa, críticas comuns ou um prazo final.

Tradicionalmente, os médicos descobriram que o tratamento da obesidade com sucesso é difícil. No entanto, pesquisas recentes sugerem que algumas pessoas comem a mais para responder às irregularidades na produção de substâncias químicas que regulam a saciedade (a sensação de satisfação do apetite). Esta pesquisa pode abrir um caminho para novos tipos de remédios que possam controlar o apetite extremo, reduzindo a incidência de distúrbios relacionados à obesidade, como artrite, diabetes, pressão alta e doenças cardíacas.

Comendo compulsivamente, provocando o vômito e não se alimentando: Relações prejudiciais com os alimentos

Algumas pessoas aliviam a ansiedade ao se recusar a comer ou ao vomitar a comida ingerida. O primeiro tipo de comportamento é chamado de anorexia nervosa e o segundo chama-se bulimia.

A anorexia nervosa (a inanição voluntária), um distúrbio alimentar que afetou Mary-Kate Olsen, em 2004, é praticamente desconhecida em lugares onde a comida é rara. Parece ser uma aflição da prosperidade, mais propensa a atacar os jovens e bem-sucedidos. É nove vezes mais comum em mulheres do que em homens.

Muitos médicos especializados no tratamento de distúrbios alimentares sugerem que a anorexia nervosa possa ser uma tentativa de controlar a vida ao rejeitar um corpo em desenvolvimento. Em outras palavras, ao recusarem a comida, as garotas anoréxicas estariam evitando o desenvolvimento de seios e quadris, e os garotos anoréxicos desenvolveriam um corpo mediano. Ao não crescerem na largura, ambos esperam evitar crescer.

Se não tratada, a anorexia nervosa pode terminar em morte por inanição.

Uma segunda forma de distúrbio alimentar é a bulimia. Ao contrário daqueles com anorexia, os indivíduos com bulimia não se recusam a comer. De fato, eles comem demais com regularidade, consumindo enormes quantidades de comida de uma única vez: um frango inteiro, várias porções de sorvete, um pão inteiro.

Mas os bulímicos não querem manter a comida dentro de seus corpos. Eles podem usar laxantes para aumentar a defecação, mas o método mais comum para se livrar da comida é o vômito. Os bulímicos podem se retirar para o banheiro após comer, colocar o dedo na garganta e forçar o vômito. Ou podem usar eméticos (remédios que induzem vômitos). De qualquer maneira, o perigo é eminente.

O corpo humano não foi projetado para uma ingestão de comida excessiva seguida por vômitos. A ingestão excessiva pode dilatar o estômago até o ponto de uma ruptura, e o vômito constante pode causar irritações severas ou até mesmo dilacerar o revestimento do esôfago (garganta). Além disso, o uso contínuo de grandes quantidades de eméticos pode resultar em uma perda de potássio com risco à vida que engatilha: batidas cardíacas irregulares ou insuficiência cardíaca, fatores que contribuíram para a morte da cantora

Karen Carpenter em 1983, uma anoréxica/bulímica que, em certo ponto da sua doença, chegou a pesar apenas 36 quilos, mas ainda se via acima do peso. Um sintoma da anorexia e/ou bulimia é a inabilidade para se ver no espelho e enxergar a si mesmo como realmente é. Mesmo com os ossos à mostra, as pessoas com esses distúrbios alimentares se consideram muito gordas.

Como se pode ver, os distúrbios alimentares são condições de risco à vida. Mas elas podem ser tratadas. Se você, ou alguém conhecido, apresentar qualquer sinal ou sintoma descrito, o caminho mais seguro é procurar uma opinião médica imediata e tratamento. Para mais informações sobre distúrbios alimentares, entre em contato com a da Sociedade Brasileira de Endocrinologia e Metabologia, `www.endocrino.org.br` e o Grupo de Estudos e Assistência em Transtornos Alimentares, em `www.geata.med.br`.

Capítulo 15

Por que Você Gosta das Comidas que Gosta?

Neste Capítulo

- Analisando como funciona o paladar
- Entendendo porque alguns alimentos possuem um sabor bom ou ruim
- Avaliando os efeitos da saúde no sabor
- Adaptando-se a novos sabores e alimentos

De forma nutricional, o paladar é a habilidade para perceber sabores nos alimentos e nas bebidas. A preferência é a estima por um alimento e a aversão a outro. As decisões sobre o paladar são reações físicas que dependem de órgãos corporais especializados, chamados de papilas gustativas. Ainda que a cultura tenha decidido influenciar o que pensamos ser bom para comer, as decisões sobre preferências alimentares também podem depender dos genes, do histórico médico e das reações pessoais a alimentos específicos.

O Paladar: Como o Cérebro e a Língua Funcionam Juntos

As papilas gustativas são órgãos sensoriais que permitem a percepção de sabores diferentes nos alimentos, ou seja, elas permitem sentir o sabor dos alimentos que comemos.

As papilas gustativas não são flores. Elas são pequenos caroços na superfície da língua (veja a Figura 15-1). Cada uma contém grupos de células receptoras que fixam uma estrutura parecida com uma âncora, chamada de microvilosidade, que se projeta através de um buraco (ou um poro) no centro da papila gustativa, mais ou menos como um fio saindo de um buraco.

As microvilosidades das papilas gustativas transmitem mensagens das substâncias químicas presentes no sabor da comida ao longo das fibras até o cérebro, que traduz mensagens em percepções: "Uau, que delícia!" ou "Nossa, que horrível!".

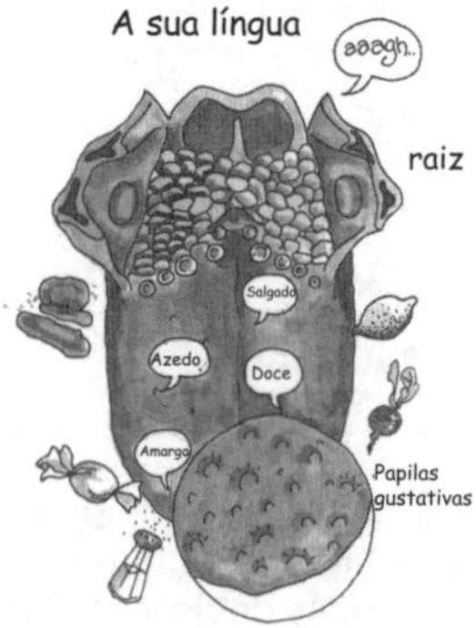

Figura 15-1: Focalizando na língua.

Os quatro (talvez cinco) sabores básicos

As papilas gustativas reconhecem quatro sabores básicos: doce, azedo, amargo e salgado. Algumas pessoas adicionam um quinto sabor básico a esta lista. Ele se chama umami, uma palavra japonesa que descreve um sabor rico ou poderoso associado com certos aminoácidos como glutamatos — falo mais sobre o glutamato monossódico (MSG) mais adiante neste tópico — e produtos de soja, como o tofu.

No início, os cientistas achavam que todos tinham papilas gustativas específicas para sabores específicos: papilas doces para gostos doces, papilas azedas para o sabor azedo e assim por diante. No entanto, a teoria dominante hoje é de que grupos de papilas gustativas funcionam em conjunto para que as substâncias do sabor se associem em ligações químicas nas papilas gustativas para criar padrões reconhecíveis, como o doce, o azedo, o amargo e o salgado.

Os sabores não são frívolos. Eles são um dos fatores que permitem a apreciação da comida. Na verdade, os sabores são tão importantes que o glutamato monossódico é usado para fazer os alimentos terem um sabor melhor.

A sua saúde e as papilas gustativas

Algumas doenças e alguns remédios alteram a capacidade para sentir o gosto dos alimentos. O resultado pode ser ageusia (o termo médico para a perda de paladar) parcial ou total. Ou então, pode haver uma confusão de sabores, o que significa que há uma mistura entre os sabores, traduzindo o azedo como amargo, o doce como salgado ou vice-versa.

A Tabela 15-1 lista algumas condições médicas que afetam o paladar.

Tabela 15-1 O que dificulta a percepção dos sabores

Esta condição	*Pode causar este problema*
Infecção bacterial ou viral na língua	Secreções que bloqueiam as papilas gustativas
Lesões na boca, no nariz ou na garganta	Danos aos nervos que transmitem os sinais de sabores
Terapia de radiação na boca e na garganta	Danos aos nervos que transmitem os sabores

Determinando o que É Delicioso

Quando se trata de decidir o que é gostoso, todos os seres humanos e a maioria dos animais possuem quatro fatores em comum: eles gostam de doces, imploram por sal, procuram gorduras e evitam o amargo (ao menos no início).

Estas escolhas estão profundamente enraizadas na biologia e na evolução.

Escutando o corpo

Aqui está algo para se pensar: as comidas que possuem um sabor agradável — alimentos salgados, doces ou gordurosos — são essenciais para um corpo saudável.

- Os alimentos doces são uma fonte rápida de energia já que seus açúcares podem ser convertidos rapidamente em glicose, a molécula que o corpo queima para obter energia.

  Melhor ainda, os alimentos doces nos fazem sentir bem. Ao comê-los dizemos ao cérebro para liberar analgésicos naturais, chamados endorfinas. As comidas doces também podem estimular um aumento nos níveis de sangue de adrenalina, um hormônio secretado pelas glândulas suprarrenais. A adrenalina, algumas vezes, é rotulada como um hormônio de luta, ou fuga, porque é secretada em maiores quantidade quando nos sentimos ameaçados e precisamos decidir se vamos lutar ou correr.
- O sal é essencial para a vida. Como o Capítulo 13 explica, o sal permite que o corpo mantenha seu balanço hídrico e regule as substâncias químicas chamadas de eletrólitos, que dão às células nervosas o poder necessário para iniciar cargas elétricas que energizam músculos, fazem os órgãos funcionarem e transmitem mensagens para o cérebro.
- Os alimentos gordurosos são mais ricos em calorias (energia) do que os açúcares. O fato de eles serem os mais procurados quando estamos com fome não é uma surpresa.

Mudando o Cardápio: Adaptando-se a Cardápios Exóticos

As comidas novas são uma aventura. Como regra, as pessoas podem não gostar na primeira vez, mas com o tempo e com paciência, o que uma vez parecia estranho pode se tornar apenas mais um prato no jantar.

Aprendendo a apreciar comidas diferentes

A exposição a diferentes pessoas e culturas, muitas vezes, expande os horizontes do paladar. Alguns tabus — carne de cavalo, cobra, cachorro — podem ser muito emocionais para serem superados. Alguns sem nenhuma bagagem emocional experimentam. A maioria das pessoas, na primeira vez, detesta alimentos muito salgados, amargos, ácidos ou muito gosmentos, como caviar, café, uísque e ostras, mas muitas aprendem a apreciá-los.

Conseguir se adaptar a estes alimentos pode ser recompensador, física e psicologicamente:

- Muitos alimentos amargos, como o café e o chocolate amargo, são estimulantes suaves que, por certo tempo, melhoram o humor e o desempenho físico;
- Os alimentos de sabor forte, como o caviar salgado, oferecem um desafio às papilas gustativas;
- Os alimentos como as ostras, que podem parecer nojentas à primeira vista, são símbolos de riqueza e sofisticação. Experimentá-las implica certa sofisticação sobre o modo como você encara a vida.

Felizmente, um paladar educado e aventureiro, pode ser um prazer para a vida toda. Os degustadores profissionais de chá, de vinho e outros — que desenvolveram a habilidade para reconhecer até mesmo as menores diferenças entre os sabores — continuam a apreciar este dom até a velhice. Apesar de o paladar diminuir conforme envelhecemos é possível mantê-lo jovem desde que forneçamos um estímulo na forma de alimentos saborosos e bem temperados.

Em outras palavras, se não usar, vai enferrujar.

Mexendo o ensopado: Os benefícios culinários da imaginação

Se tiver a sorte de viver em um lugar que atraia muitos imigrantes, a experiência de um jantar é temperada pelas comidas favoritas de outras pessoas, ou seja, as comidas de outras culturas. A cozinha brasileira literalmente borbulha com contribuições de cada povo que já pisou por aqui.

A Tabela 15-2 lista alguns dos alimentos e combinações de comidas características de cozinhas específicas étnicas ou regionais. Imagine como são poucos aqueles que vivem em um lugar onde todos possuem o mesmo antepassado étnico ou religioso. Só de imaginar me dá vontade de levantar e gritar: "Viva a diversidade na mesa de jantar!"

Tabela 15-2: Geografia e preferência alimentar

Se os seus ancestrais são da:	*É provável que conheça esta combinação de sabores:*
Europa do Leste e central	Creme azedo, endro ou páprica
China	Molho de soja, vinho e gengibre
Alemanha	Carne assada no vinagre e açúcar
Grécia	Óleo de oliva e limão
Índia	Cominho e curry
Itália	Tomates, queijo e óleo de oliva
Japão	Molho de soja, vinho de arroz e açúcar
Coreia	Molho de soja, açúcar mascavo, gergelim e pimenta
México	Tomates e pimenta
Balcãs	Leite e vegetais
Porto Rico	Arroz e peixe
África Ocidental	Amendoim e pimenta

A.W. Longue, The Psychology of Eating and Drinking, segunda edição, (New York: W.H. Freeman and Company, 1991).

Capítulo 16

O que É uma Dieta Saudável?

Neste Capítulo

- Introdução ao *Dietary Guidelines for Americans* (Diretriz Alimentar para Americanos) de 2005
- Estabelecendo um estilo de vida saudável
- Usando o bom senso na escolha dos alimentos
- Manuseio seguro dos alimentos
- Aplicação do guia na realidade

A *American Heart Association* (Associação Americana de Coração) recomenda limitar o consumo de gorduras e colesterol. A *American Cancer Society* (Sociedade Americana de Câncer) recomenda uma maior ingestão de fibras. A *National Research Council* (Conselho Nacional de Pesquisa) recomenda controlar a ingestão de gorduras, açúcares e sal. A *American Diabetes Association* (Associação Americana do Diabetes) recomenda o consumo de refeições regulares para que o nível de glicose se mantenha estável. A polícia da comida diz que se tem um gosto bom, esqueça!

O Departamento de Agricultura e de Serviços de Saúde incorporaram tudo, menos a regra do "sabor bom, esqueça" na *Diretriz Alimentar para Americanos* de 2005 e até mesmo adicionou algumas advertências próprias. Antes de começar a ler este capítulo, certifique-se de ter alguns marcadores de livros ou algo parecido para marcar as páginas: o material aqui muitas vezes se refere a informações presentes em outros capítulos, portanto, é possível que tenha que ir para frente e para trás.

O que É Diretriz Alimentar para Americanos?

A *Diretriz Alimentar para Americanos* é uma coleção de sugestões publicada pela primeira vez em 1980, pelos Departamentos de Agricultura, Saúde e Serviços Humanos (USDA/HHS), com cinco edições revistas desde então: 1985, 1990, 1995, 2000, 2005.

Controlando o seu Peso

Durante as últimas duas décadas, conforme o número de norte-americanos acima do peso aumentava cada vez mais, a incidência de condições relacionadas à obesidade, como diabetes do tipo 2, pressão arterial alta e doenças cardíacas também aumentaram.

O desafio como sempre é definir, alcançar e manter um peso saudável. Três capítulos nas novas Diretrizes Alimentares ("Nutrientes Adequados dentro das necessidades calóricas", "Manejo de Peso" e "Atividades Físicas") definem um guia claro.

Obtendo as calorias mais nutritivas

Alguns alimentos fornecem muitos nutrientes por caloria. Outros não. Os primeiros são chamados de "alimentos densos em nutrientes".

Como pode ser esperado, o guia recomenda a escolha de alimentos a partir do primeiro grupo para atender às necessidades calóricas de todo dia, enquanto limita a quantidade de:

- Alimentos ricos em gordura saturada.
- Alimentos ricos em gorduras trans.
- Alimentos ricos em colesterol.
- Alimentos aos quais foi adicionado açúcar.
- Alimentos aos quais foi adicionado sal.
- Bebidas alcoólicas.

Em outras palavras, mantenha uma dieta balanceada.

Administrando o seu Peso

Para alcançar e manter um peso saudável siga algumas regras realistas:

- **Avalie o seu peso.** O melhor teste para aqueles que estão acima do peso é o Índice de Massa Corporal (IMC), uma medida da gordura do corpo comparada à massa magra (ou seja, os músculos) que pode ser usada para predizer resultados de saúde.
- **Se precisar perder peso, faça aos poucos.**
- **Estimule um peso saudável para as crianças.**
- **Consulte o seu médico antes de começar uma dieta para perda de peso.** O conselho é ainda mais importante para mulheres grávidas ou que estejam amamentando, para crianças e para todos, jovens ou velhos, que tenham uma doença crônica e/ou estejam sob medicação.

Sendo fisicamente ativo

Quando você consome mais calorias do que gasta para manter os sistemas corporais (coração, pulmões, cérebro e assim por diante), você acaba armazenando mais calorias sob a forma de gordura corporal. Em outras palavras, você ganha peso. O oposto também é verdadeiro. Quando gastamos mais energia durante um dia do que a quantidade ingerida nos alimentos, estamos puxando a energia extra necessária da gordura armazenada e assim perdemos peso.

Quando decidir começar a se mexer, o guia diz, faça-o todos os dias. Quanto execício deveria fazer? De acordo com o guia:

- A maioria irá se beneficiar de 30 minutos de atividade física moderada por dia, como uma caminhada rápida.
- Para controlar o peso corporal e/ou prevenir o ganho de peso gradual, faça 60 minutos de atividade moderada a vigorosa durante vários dias por semana.
- Para evitar o ganho de peso, tente 60 a 90 minutos de atividade física moderada.

- Para alcançar uma boa forma física, o regime deve incluir condicionamento cardiovascular, exercícios de alongamento para a flexibilidade e exercícios de resistência ou relaxamento para a força muscular e resistência.

Escolhas Alimentícias Corretas

Ok. Você já tem o objetivo de peso na mente e três, quatro ou até mesmo sete vezes por semana você consegue se exercitar. Em casa, na academia ou em uma caminhada pelo quarteirão. O próximo passo é definir uma dieta que apoie o seu novo estilo de vida.

Escolhendo os vegetais perfeitos

Desde o início, lá em 1980, as várias edições das Diretrizes recomendavam a construção de uma dieta baseada em alimentos de origem vegetal. Por quê? Porque os alimentos de origem vegetal:

- Adicionam bastante volume, mas poucas calorias à dieta, fazendo-o se sentir satisfeito sem adicionar peso.
- Geralmente são pobres em gorduras e não possuem colesterol, o que significa que reduzem o risco de doenças cardíacas.
- São ricos em fibras, o que reduz os riscos de doenças cardíacas, previne a constipação, reduz o risco de desenvolvimento de hemorroidas (ou, ao menos, tornam as existentes menos dolorosas), movimenta a comida pelo trato digestivo com rapidez, reduzindo o risco de doenças diverticulares (inflamações causadas pela comida presa nas dobras dos intestinos, causando pequenas bolsas na parede intestinal debilitada) e pode diminuir o risco de alguns cânceres gastrointestinais.
- São ricos em substâncias benéficas chamadas de fitoquímicos, que podem reduzir os riscos de doenças cardíacas e algumas formas de câncer

Por todas estas razões, o guia recomenda uma dieta básica de 2.000 calorias diárias que inclua:

- 2 xícaras de frutas
- 2,5 xícaras de vegetais (incluindo vegetais verdes, laranjas e com amido, além de feijões).
- 3 ou mais porções de 30 gramas de produtos com grãos integrais.

Para proteger os ossos, o guia recomenda consumir os vegetais com três xícaras diárias de leite semidesnatado (349 miligramas de cálcio), ou de leite desnatado (306 miligramas de cálcio), ou a quantidade equivalente de produtos lácteos, como queijo cheddar, que possui 204 miligramas de cálcio em 30 gramas.

Desvendando as gorduras

Como se pode ver no Capítulo 7, a gordura dietética (a gordura presente nos alimentos) é um nutriente essencial. As crianças precisam destas gorduras para crescer e mesmo o colesterol, que pode aumentar os riscos de doenças cardíacas para um adulto, é vital para o desenvolvimento saudável de um embrião, desencadeando a ação de genes que dizem às células para se tornarem estruturas corporais especializadas: braços, pernas, espinha dorsal e assim por diante.

Os crescidinhos, no entanto, precisam controlar a ingestão de gorduras para que possam controlar as calorias e reduzir o risco de doenças relacionadas à obesidade, como doenças cardíacas, diabetes e algumas formas de câncer.

No geral, o guia sugere que a dieta de um adulto contenha não mais que 35% de suas calorias provenientes das gorduras, não absorva mais que 10% das calorias de gorduras saturadas e que consuma 300 miligramas ou menos de colesterol por dia. Para alcançar estes objetivos:

- A maioria das calorias da gordura deve vir de alimentos como peixes, nozes e óleos vegetais ricos em gorduras poli-insaturadas e monoinsaturadas.
- Laticínios, como leite, devem ser semidesnatados ou desnatados.
- Aves e carnes devem ser magras (sim, corte a gordura visível).
- No que se refere às gorduras trans, menos é melhor.

Contando carboidratos

Os carboidratos são a fonte de energia mais rápida, mas o truque é escolher carboidratos complexos, o que significa a partir de comidas vegetais: frutas, vegetais e grãos integrais. O estratagema é comprar e preparar alimentos adicionando pouco açúcar.

Juntos, esses dois passos simples ajudam a controlar o peso, fornecem nutrientes vitais e, como o guia aponta, "reduz a incidência de cáries dentais". Próximo!

Limites de sal, equilíbrio de potássio

O sódio é um mineral que ajuda a regular o balanço hídrico corporal, o fluxo de água que entra e sai de cada célula. Este balanço mantém a quantidade correta de água dentro de cada célula para que ela possa realizar os trabalhos diários, mas não tanto a ponto da célula explodir.

Muitas pessoas não têm problemas com o sódio. Elas comem muito um dia, um pouco menos no outro, e seus corpos se ajustam. Outras, no entanto, não reagem da mesma forma. Para elas, uma dieta rica em sódio parece aumentar o risco de pressão arterial alta. Quando já se sofre com pressão alta, é possível notar rapidamente como a diminuição na quantidade de sal na dieta diminui a pressão sanguínea. No entanto, não há nenhum teste disponível até este momento para dizer se uma pessoa que não tem pressão alta algum dia a desenvolverá por consumir uma dieta rica em sódio.

Como o limite de ingestão de sódio a um nível moderado não machuca ninguém, o guia recomenda evitar quantidades excessivas de sal. Ao fazer isso estará ajudando a reduzir os níveis de pressão alta em pessoas sensíveis ao sal.

O que é um uso moderado? De acordo com o guia, nós deveríamos consumir menos de 2.300 miligramas (cerca de uma colher de chá de sal) de sódio por dia. A maneira mais fácil de atingir este objetivo é escolher e preparar alimentos adicionando pouco sal. Ao mesmo tempo, vale a pena consumir alimentos ricos em potássio, como (o que mais?) frutas e vegetais, pois um suprimento adequado de potássio ajuda a controlar a pressão sanguínea.

DICA

Aliás, a moderação na ingestão de sal possui outro benefício escondido. Ela pode diminuir um pouco o peso. Por quê? Porque o sódio é hidrofílico (hidro = água, fílico = amante). O sódio atrai e segura água. Quando comemos menos sal, retemos menos água, ficando menos inchados e nos sentindo mais magros.

CUIDADO!

Não reduza a ingestão de sal drasticamente sem antes consultar um médico. Lembre-se: o sódio é um nutriente essencial e o guia recomenda o uso moderado, não a supressão.

A Tabela 16-1 lista vários tipos diferentes de compostos de sódio presentes nos alimentos. Ela lista compostos de sódio presentes em remédios vendidos sem prescrição médica.

Tabela 16-1: Compostos de sódio na comida

Composto de Sódio	*Função*
Glutamato monossódico (MSG)	Realça o sabor
Benzoato de Sódio	Evita que a comida estrague
Caseinato de Sódio	Espessante e fornece proteínas
Cloreto de Sódio (sal de mesa)	Agente aromatizante
Citrato de Sódio	Retém o carboidrato dos refrigerantes

(continua)

Tabela 16-1: Compostos de sódio na comida (Cont.)

Composto de Sódio	*Função*
Hidróxido de Sódio	Facilita a remoção da pele de tomates e frutas, antes de serem enlatados.
Nitrato/Nitrito de Sódio	Evita que alimentos (carnes curadas) estraguem e dá a estes alimentos uma cor vermelha característica.
Fosfato de Sódio	Suplemento mineral
Sacarina Sódica	Adoçante sem calorias

"The Sodium Content on your food", Boletim Home and Garden, n.23 (Washington, D.C.: U.S. Department of agriculture, Agosto de 1980), Ruth Winter, "A consumer's Dictionary of Food Additives" (New York: Crown, 1978).

Tabela 16-2: Compostos de Sódio em remédios sem prescrição médica

Composto de Sódio	*Função*
Ascorbato de Sódio	Uma forma de vitamina C usada em suplementos nutricionais
Bicarbonato de Sódio	Antiácido
Bifosfato de Sódio	Laxante
Citrato de Sódio	Antiácido
Fluoreto de Sódio	Mineral usado em suplementos nutricionais e como prevenção a cáries em pastas de dentes
Fosfatos de Sódio	Laxante
Sacarina sódica	Adoçante
Salicilato de Sódio	Analgésico (similar à aspirina)

Handbook of Nonprescription Drugs, 9th ed. (Washington, D.C.: American Pharmaceutical Association, 1990); Physicians' Desk Reference, 48th ed. (Montvale, N.J.: Medical Economics Data Production, 1994).

Consumo de álcool moderado

Dizer a alguém para consumir bebidas alcoólicas com moderação parece um conselho do tempo da vovó, certo? Certo. Mas, e você já escutou esta ladainha antes, o que é moderação? Os leigos, você e eu, podem definir a moderação em termos dos efeitos que o álcool pode causar na habilidade para realizar tarefas simples, como falar e pensar claramente ou andar em linha reta.

As Diretrizes Alimentares definem o consumo moderado de bebida alcoólica como uma dose por dia para mulheres e duas doses por dia para os homens. "Aha, você diz, mas o que é uma dose?" Boa pergunta. Aqui está a resposta:

- 340 mililitros de cerveja comum (150 calorias)
- 150 mililitros de vinho (100 calorias)
- 45 mililitros de destilado a 40% de grau alcoólico (100 calorias)

Dietary Guidelines for Americans 2005 (Washington, D.C.: U.S. *Department of Agriculture*, 2005).

Capítulo 17

Fazendo Escolhas Nutricionais Sábias

Neste Capítulo

- Apresentando as pirâmides alimentares: Novas e antigas
- Usando o MyPyramid para construir uma dieta de acordo com a sua idade e nível de atividade
- Traduzindo as tabelas de informação nutricional
- Avaliando as queixas de saúde nas tabelas de alimentos
- Colocando o MyPyramid e a tabela de informações nutricionais para funcionar

Este capítulo mostra a nova pirâmide alimentar e a tabela de informações nutricionais e lhe diz como usá-los para criar uma dieta saudável.

Mas considere-se avisado: as seguintes páginas estão recheadas de inúmeros detalhes, talvez mais do queira saber sobre o pão de todo dia — e o que mais esteja no seu prato. Não deixe a grande quantidade de fatos e estatísticas afastá-lo. A informação que encontrará aqui realmente é útil na hora de fazer boas escolhas alimentares. Tome fôlego, mantenha o marcador próximo e mergulhe.

Brincadeira dos Blocos: Os Básicos da Pirâmide Alimentar

As pirâmides alimentares são compostas de blocos de montar para adultos. Em vez de letras do alfabeto, estes blocos representam grupos alimentares que você poderá juntar para criar uma visão de uma dieta saudável.

A mensagem essencial de todos os bons guias para escolhas alimentares saudáveis é a de que nenhuma comida é boa ou má: o que importa é a quantidade e a frequência com que as consumimos. Com isso em mente, a pirâmide alimentar tem três mensagens importantes:

- **Variedade:** o fato de que a pirâmide contenha vários blocos quer dizer que nenhum alimento por si só fornece todos os nutrientes necessários.
- **Moderação:** o fato de haver blocos menores que outros quer dizer que ainda que cada alimento seja valioso, alguns — como as gorduras e os doces — seriam melhor se consumidos em menores quantidades.
- **Equilíbrio:** não é possível construir uma pirâmide com um conjunto de blocos idênticos. Os blocos de diferentes tamanhos mostram que uma dieta saudável é balanceada: possui a quantidade certa de cada grupo alimentar.

É claro, a virtude de uma pirâmide alimentar é que ao usá-la poderá praticamente comer tudo o que gosta — desde que siga as recomendações sobre a quantidade e a frequência com que deve comer.

A pirâmide alimentar original do USDA

A primeira pirâmide alimentar foi criada pelo *U.S Department of Agriculture* — USDA (Departamento de Agricultura dos Estados Unidos), em 1992, como uma resposta às críticas de que o guia para escolhas alimentares do governo anterior, o *Four Food Group Plan (Plano dos Quatro Grupos Alimentares)* — vegetais e frutas, pães e cereais, leite e laticínios, carnes e alternativos — possuía muitas orientações em direção a alimentos ricos em gorduras e em colesterol, de origem animal.

A Figura 17-1 mostra a pirâmide alimentar original da USDA. Como se pode ver, esta pirâmide está baseada nas escolhas alimentares diárias, mostrando quais alimentos estão em quais grupos. Ao contrário do *Plano dos Quatro Grupos Alimentares*, a pirâmide separa frutas e vegetais em dois grupos diferentes e lista o número de porções de cada grupo que deveriam ser consumidas por dia (o número de porções é fornecido em intervalos. O menor número de porções é destinado às pessoas que consomem cerca de 1.600 calorias por dia e o maior número de porções é destinado para aquelas pessoas cuja ingestão dietética diária esteja próxima a 3.000 calorias diárias).

Quanto é uma porção? Não se preocupe. Está tudo explicado na Tabela 17-1.

Tabela 17-1: Tamanhos de porções padrão

Grupo Alimentar	*Tamanho da porção*
Pão	1 fatia
Cereal	30 gramas de cereal pronto ½ xícara de cereais cozidos
Arroz, massa, biscoitos	½ xícara de arroz cozido ou massa 5 — 6 biscoitos pequenos
Vegetais	1 xícara de vegetais folhosos crus ½ xícara de vegetais crus picados ½ xícara de vegetais cozidos picados ¾ xícara de suco de vegetais
Frutas	1 pedaço médio de fruta fresca (maçã, banana, laranja, pêssego) ½ xícara de frutas enlatadas ou cozidas ¾ xícara de suco de frutas
Laticínios	1 xícara de leite 1 xícara de iogurte 45 gramas de queijo natural 60 gramas de queijo processado
Carnes	60 a 90 gramas de carne magra cozida
Peixes	60 a 90 gramas de peixe cozido
Aves	60 a 90 gramas de ave magra cozida

(continua)

Tabela 17-1: Tamanhos de porções padrão (Continuação)

Grupo Alimentar	*Tamanho da porção*
Feijões secos	½ xícara de feijões cozidos
Ovos	1 ovo (30 gramas)
Nozes, sementes	2 colheres de sopa de manteiga de amendoim
	½ xícara de nozes ou sementes
Gorduras, óleos, doces	Não há quantidades específicas, muito pouco

The Food Guide Pyramid (Washington, D.C.: International Food Information Council Foundation, U.S Department of Agriculture, Food Marketing Institute, 1995).

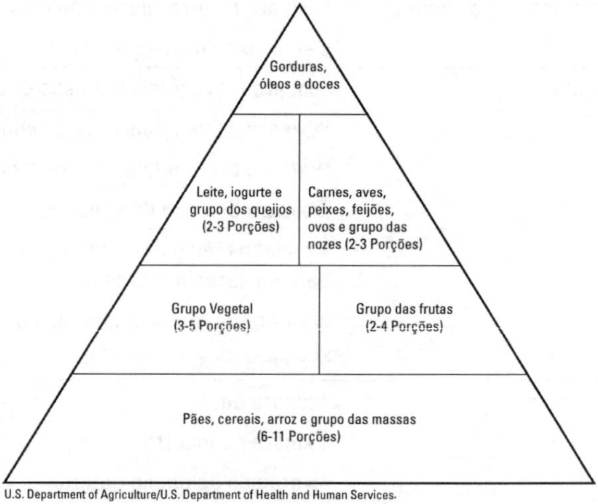

U.S. Department of Agriculture/U.S. Department of Health and Human Services.

Figura 17-1: A pirâmide alimentar original da USDA.

Um aspecto útil da pirâmide alimentar original da USDA é sua recomendação de diferentes números de porções diárias para pessoas consumindo diferentes quantidades de calorias por dia. Por exemplo, observe como o número de porções recomendado para o grupo do pão varia nos diferentes níveis de consumo de calorias.

A Tabela 17-2 lista as recomendações de porções originais da USDA para os três níveis de consumo de calorias:

- 1.600 calorias por dia (suficiente para mulheres que não pratiquem exercícios e para muitos adultos idosos).
- 2.200 calorias por dia (satisfaz as necessidades da maioria de crianças, mulheres ativas e muitos homens sedentários).
- 2.800 calorias por dia (fornece a energia necessária para a maioria dos adolescentes, homens muito ativos e algumas mulheres muito ativas).

Tabela 17-2: Quantas porções: Escolhas diárias baseadas na pirâmide alimentar original da USDA

Alimento	*1.600 cal/dia*	*2.200 cal/dia*	*2.800 cal/dia*
Grupo do pão	6 porções	9 porções	11 porções
Grupo da fruta	2 porções	3 porções	4 porções
Grupo dos vegetais	3 porções	4 porções	5 porções
Grupo do leite*	2 — 3 porções	2 — 3 porções	2 — 3 porções
Grupo da carne	150 gramas	180 gramas	210 gramas

** Requisitos mais elevados para mulheres grávidas ou amamentando.*

The Food Guide Pyramid (Washington, D.C.: International Food Information Council Foundation, U.S. Agriculture Department, Food Marketing Institute, 1995).

Ok, agora olhe para a pirâmide alimentar original e os gráficos de porções até que elas fiquem gravadas em seu cérebro. Agora siga adiante até a formidável nova versão da pirâmide alimentar em um site interativo: `www.mypyramid.gov` (em inglês).

A nova pirâmide alimentar da USDA de 2005

Quando a USDA/HHS se propôs a revisar as Diretrizes Alimentares, de 2005, ficou bastante claro que a pirâmide alimentar original não havia cumprido o trabalho proposto de ensinar a maioria dos norte-americanos a escolher alimentos que fornecessem nutrientes suficientes, sem adicionar quilos na balança.

O que fazer? O que mais? Em uma única palavra, MyPyramid (veja Figura 17-2).

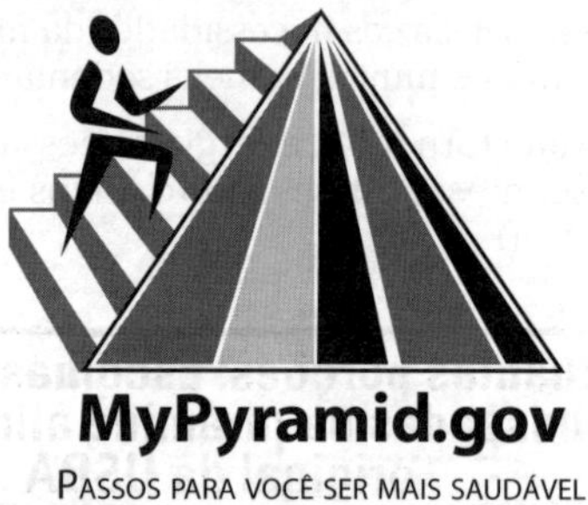

Figura 17-2: A imagem do MyPyramid promove dieta e exercícios adequados.

Cortesia do Departamento de Agricultura dos Estados Unidos (USDA).

Assim como a pirâmide alimentar original, esta nova versão é feita de seções representando os alimentos na sua dieta diária, da esquerda para a direita: grãos, vegetais, frutas, óleos, leite e carnes/grãos.

Assim como os blocos construtores na pirâmide alimentar original, as seis colunas dizem: "escolha vários tipos diferentes de alimentos para construir uma dieta melhor". Os diferentes tamanhos das seções sugerem que deveriam se consumir mais de alguns alimentos do que de outros. As escadas subindo a lateral da pirâmide dizem: "Atividades físicas são importantes, comece a se mexer!".

E o slogan da MyPyramid diz: "Passos para você ser mais saudável". Isso lhe diz que não é necessário pular grandes edifícios de uma única vez como o Super-homem (ou mulher) para melhorar a nutrição. Até mesmo pequenos passos podem fazer uma grande diferença.

Mas a grande importância sobre a MyPyramid é o fato de poder personalizar o diagrama para atender às suas próprias necessidades especiais. Para mais informações, visite o site, em inglês, `www.mypyramidtracker.gov/planner`.

Construindo a Sua Própria Pirâmide

Corra para o teclado e digite:

`www.mypyramidtracker.gov/planner.`

Isto o leva a um site com muitos botões de informações especiais do lado esquerdo.

Clique no botão chamado My Pyramid Plan e ele abrirá um conjunto de espaços onde você digitará a sua idade, gênero, nível de atividades para elaborar um plano personalizado para o seu próprio corpo e estilo de vida.

Por exemplo, a Tabela 17-3 mostra o total de calorias diárias recomendadas e as quantidades de comida para uma mulher ou um homem de 27 anos que faça exercícios moderados durante 30 a 60 minutos por dia (sim, o número de vezes que você caminha para frente e para trás no trabalho ou caçando o filho de dois anos pela sala conta como atividade). A Tabela 17-4 mostra a ingestão semanal recomendada para vários tipos de vegetais.

Tabela 17-2: Quantas porções: Escolhas diárias baseadas na pirâmide alimentar original da USDA

Alimento	*1.600 cal/dia*	*2.200 cal/dia*	*2.800 cal/dia*
Grupo do pão	6 porções	9 porções	11 porções
Grupo da fruta	2 porções	3 porções	4 porções
Grupo dos vegetais	3 porções	4 porções	5 porções
Grupo do leite*	2 — 3 porções	2 — 3 porções	2 — 3 porções
Grupo da carne	150 gramas	180 gramas	210 gramas

Tabela 17-3: Quantidades diárias recomendadas pela MyPyramid para uma pessoa de 27 anos que se exercite durante 30 a 60 minutos por dia

Alimento	*Homem (2.600 calorias totais)*	*Mulher (2.000 calorias totais)*
Grãos (incluindo grãos integrais)	270 gramas	180 gramas
Grãos integrais*	135 gramas	90 gramas
Vegetais	3 ½ xícaras	2 ½ xícaras
Frutas	2 xícaras	2 xícaras
Leite	3 xícaras	3 xícaras
Carne/feijões	195 gramas	165 gramas
Óleos**	8 colheres de chá	6 colheres de chá
Calorias extras (gorduras e açúcares)	410 calorias	265 calorias

** A metade dos grãos deveriam ser integrais.*

*** Não ultrapassar esta quantidade.*

Tabela 17-4: Variando os vegetais: quantidades semanais para uma pessoa de 27 anos que se exercite durante 30 a 60 minutos por dia.

Tipo de vegetal	*Homem*	*Mulher*
Verde escuro	3 xícaras	3 xícaras
Laranja	2 ½ xícaras	2 xícaras
Feijões secos/ervilhas	3 ½ xícaras	3 xícaras
Amiláceos	7 xícaras	3 xícaras
Outros	8 ½ xícaras	6 ½ xícaras

Entendendo as Tabelas de Informação Nutricional

Era uma vez, em que a única informação confiável ao consumidor presente na tabela de informação nutricional era o nome da comida que havia no interior do pacote. A legislação mudou esta realidade para sempre com apenas algumas novas definições de rótulos alimentícios em favor do consumidor, que incluem:

- Um pequeno guia de nutrição que mostra o conteúdo nutricional da comida e avalia sua posição em uma dieta balanceada.
- Listagens precisas dos ingredientes, com todos os ingredientes listados, em relação ao seu peso na comida. Por exemplo, o ingrediente principal em um pão seria a farinha.
- Identificação clara de ingredientes que anteriormente eram listados apenas como colorantes e adoçantes.
- Informações científicas confiáveis sobre a relação entre alimentos específicos e condições de saúde crônica específicas, como doenças cardíacas e câncer.

A tabela de informações nutricionais é obrigatória por lei em mais de 90% de todos os alimentos processados e embalados, tudo desde sopa enlatada até suco de laranja pasteurizado. Os alimentos vendidos em pacotes muito pequenos, como um chiclete, por exemplo, podem omitir a tabela nutricional, mas precisam ter um número de telefone ou um endereço para que um consumidor questionador (você) possa ligar ou escrever em busca de informações.

Os únicos alimentos processados isentos das regulamentações da tabela nutricional são aqueles sem quantidades consideráveis de nutrientes, ou aqueles cujo conteúdo varie de produto para produto.

- Café e chá comuns (não aromatizados).
- Alguns temperos e aromatizantes.

- Itens de delicatessen e padaria, preparados frescos na loja onde são vendidos diretamente ao consumidor, assim como os alimentos produzidos por pequenas companhias.
- Comida vendida nos restaurantes, a menos que exista uma queixa sobre o conteúdo nutricional ou sobre riscos à saúde.

Os rótulos são opcionais para carnes, peixes e aves frescos e crus e para frutas e vegetais, mas muitos supermercados, talvez sob pressão dos consumidores (Dica! Dica!) — colocam cartazes ou folhetos com informações nutricionais genéricas perto da prateleira da carne ou de produtos frescos.

Capítulo 18

Como Comer Bem ao Comer Fora

Neste Capítulo

- Navegando no cardápio de um restaurante
- Pedindo sem exagerar
- Encontrando alimentos saborosos nutritivos nos fast-food

Este capítulo fornece estratégias para garantir um bom senso nutricional em sua aventura nos restaurantes. Você aprenderá a editar o cardápio de restaurantes sofisticado para equilibrar o prazer gustativo com o bom senso nutricional. E aprenderá a consumir fast-foods de maneira que ele entre em sua dieta saudável. Sem cozinhar, sem pratos e sem culpa. Quem poderia pedir mais?

Interpretando um Cardápio de Restaurante

Os restaurantes são negócios e isso significa que eles respondem à demanda do consumidor. O que os consumidores têm pedido durante anos são comidas incrementadas e porções grandes, o que significa que o conceito de um restaurante sobre uma porção, ou sobre uma alternativa saudável, está seriamente fora do compasso com o que os especialistas de nutrição recomendam. Isso significa que deveríamos parar de comer em restaurantes? Claro que não! Mas isso significa que precisamos tomar cuidado quando estiver lendo um cardápio.

Identificando porções

Os restaurantes não fazem amigos ao servir pequenas porções. De fato, as porções pequenas provavelmente arruinaram a *nouvelle cuisine*, a moda de 1980 que colocava uma vagem, três ervilhas, metade do coração de uma alcachofra e um tomate cereja fatiado sobre uma folha de alface e considerava isto um prato de salada.

Para proteger-se contra porções imensas, precisará gravar as versões reais das porções, recomendadas no seu banco de memória. Para fazer isso, use um copo de medida de 250 gramas e uma balança de cozinha para praticar conceitos básicos em casa:

- Grelhe um filé pequeno ou asse um peito de frango. Use uma balança de cozinha para pesar uma porção de 90 gramas. O filé parece um maço de cartas? Uma pequena calculadora? Isso é uma porção.
- Cozinhe arroz. Quando o arroz estiver pronto, encha o copo medidor até a metade. Retire o arroz e faça uma bola. Ou dê a forma que preferir. Isso é uma porção.
- Corte algumas verduras. Encha o copo medidor até a marca de 250 gramas. Coloque os vegetais em um prato para saladas. Isso é uma porção.

Agora que já tem uma ideia do que seria uma porção, você poderá cortar as sobras do prato do restaurante e levar para casa para o almoço, ou para o jantar do dia seguinte.

Escolhas Sábias de Cardápio

Do ponto de vista nutricional, o jantar no restaurante tem três armadilhas básicas:

- As porções são muito grandes.

- Os molhos e os acompanhamentos são muito gordurosos.
- As refeições possuem muitos pratos.

Não se preocupe. Exercite um pouco de cuidado e precaução e ao escolher o que comer em qualquer cardápio, assegurando que agradar ao paladar não significa jogar fora todo o bom senso nutricional. A seguinte lista de estratégias pode tornar qualquer experiência em restaurantes prazerosa.

Começo simples

Defina o tom nutricional do jantar logo no início, com a sua escolha de aperitivo. Você tem duas alternativas possíveis. A primeira é optar por uma comida gordurosa e densa, como um patê de foie gras (literalmente: pasta de gordura de fígado) e, então, se soltar em uma onda de calorias, gorduras e colesterol até o final da refeição. Uma segunda alternativa é escolher um saboroso aperitivo sem gorduras, e com poucas calorias, como uma sopa leve, uma salada com molho de limão ou frutos do mar, como um coquetel de camarões (10 a 30 calorias por camarão) com molho sem gorduras (molho de tomate/molho de rábano). Esta escolha permite a ingestão de mais comidas, mais tarde.

Promovendo aperitivos a entradas

Para porções menores ou para pular acompanhamentos carregados de calorias que caracterizam a maioria das entradas, peça um aperitivo como o prato principal.

Sem gorduras no pão

Não passe manteiga no pão. Não adicione óleo ou azeite também. Muitos restaurantes chiques e na moda agora servem um prato de azeite de oliva aromatizado no lugar da manteiga. É verdade, o azeite de oliva possui menos gordura saturada do que a manteiga e não possui colesterol, mas o mínimo de calorias é a mesma. Todas as gorduras e óleos (manteiga, margarina, óleos vegetais) lhe fornecem 100 calorias em uma colher de sopa. Nota: É possível até mesmo ingerir mais calorias em óleos do que em um monte de molho.

Minimizando o prato principal

Não irei insultá-lo dizendo para evitar comidas fritas. Se estiver lendo este livro, você já sabe que a melhor escolha é algo grelhado ou assado, sem gorduras adicionais. Mas não consigo evitar uma nota dizendo que é possível diminuir a quantidade de gorduras de qualquer prato principal ao usar garfo e faca para remover os vestígios de gordura visível nas costelas, na carne ou nas aves.

Outra abordagem é pedir um prato principal com carne sem a parte "principal". Ou seja, significa pedir a carne, peixe ou ave como um aperitivo pequeno e então pedir ao garçom por uma entrada com vegetais. Ou escolher todos os extras pequenos que acompanham o prato de carne, pedindo acompanhamentos vegetais em vez de uma entrada com vegetais.

Molhos à parte

Jantar em restaurantes é ótimo, portanto curta com bom senso. Você pode comer molho béarnaise (gemas de ovos e manteiga), molho béchamel (manteiga, farinha, creme de leite), molho madeira (caldo de carne, farinha) e molho hollandaise (manteiga, gemas de ovos, suco de limão), desde que consuma dentro de quantidades razoáveis.

Peça ao garçom para trazer o molho à parte, pegue uma colher de sopa e deixe o resto de lado. Quando estiver em um restaurante italiano, a regra geral é evitar molhos com base em azeite de oliva e dar preferência ao molho de tomate (se o chef do lugar gosta de engordar o molho de tomate com azeite de oliva, esqueça esta regra). Muitos restaurantes agora preparam seus molhos de tomate de maneira light: bastante tomate, pouco ou nenhum azeite.

Satisfazendo o paladar doce

Após uma pesada refeição, seu corpo geralmente quer algo doce. Diminua as calorias, gorduras e assim por diante ao dividir a sobremesa com o seu companheiro de jantar. Ou escolha café sem açúcar e sem creme: as infusões expresso, grega e turca são as mais satisfatórias. Detesta café? Beba um refrigerante diet.

Descubra o Lado Saudável do Fast-Food

O fast-food pode fornecer boas comidas. Ao escolher com cuidado, poderá desfrutar de hambúrgueres e ainda assim se enquadrar nas recomendações dietéticas diárias para todas as vitaminas e minerais importantes. Um hambúrguer de fast-food em um pão, com uma salada e um milkshake pequeno e light, um copo de leite de 250 mililitros, um refrigerante pequeno ou uma simples água pode não parecer muito nutritivo, mas a versão servida em restaurantes de fast-food pode ser relativamente pobre em gorduras e relativamente rica em nutrientes valiosos.

Escolhas sábias no drive-thru

Comer com sabedoria é uma habilidade que pode ser exercitada em qualquer local. Por exemplo, a Tabela 18-1 compara os valores nutritivos de três refeições básicas do McDonald's. Todas as três refeições possuem cerca de 30% de suas calorias provenientes de gorduras (ainda que todos os três pratos acumulem cerca de um terço do valor diário percentual para gordura saturada entupidora de artérias). Elas são relativamente baixas em colesterol e fornecem bastante vitamina A, vitamina C e cálcio, o construtor de ossos. E as porções são razoáveis:

- O hambúrguer é básico, pequeno e sem adicionais.
- A salada é uma salada César (sem frango) com um pacote de molho vinagrete balsâmico sem gorduras.
- O parfait é um iogurte com frutas sem granola.
- O leite é uma embalagem de 250 mililitros com leite semidesnatado.
- O refrigerante é um copo de 250 mililitros (pequeno).

As iniciais VD significam Valor Diário, um guia nutricional sugerindo a quantidade de cada nutriente necessário a cada dia em uma dieta de 2.000 calorias.

Pare! Antes de dar uma mordida nesse hambúrguer, lembre-se de que a seguinte tabela é apenas um guia. Os cardápios e ingredientes podem mudar, portanto, confira o folheto nutricional no seu paraíso dos hambúrgueres local e repita a operação todas às vezes. Nunca se sabe quando algo novo irá surgir no seu prato.

Tabela 18-1: Refeições de fast-food nutritivas? Sim!

Nutriente (%Valor diário)	*Hambúrguer, salada, leite (490 calorias)*	*Hambúrguer, salada (520 calorias)*	*Hambúrguer, salada, refrigerante pequeno (540 calorias)*
Calorias da gordura	33%	30%	26%
Gordura saturada	30,5%	34%	29%
Colesterol	16%	15%	13%
Fibra Alimentar	31%	31%	31%
Vitamina A	132%	155%	122%
Vitamina C	60%	67%	56%
Cálcio	65%	45%	35%

Parte IV

Alimentos e Medicina

A 5ª Onda por Richard Tennant

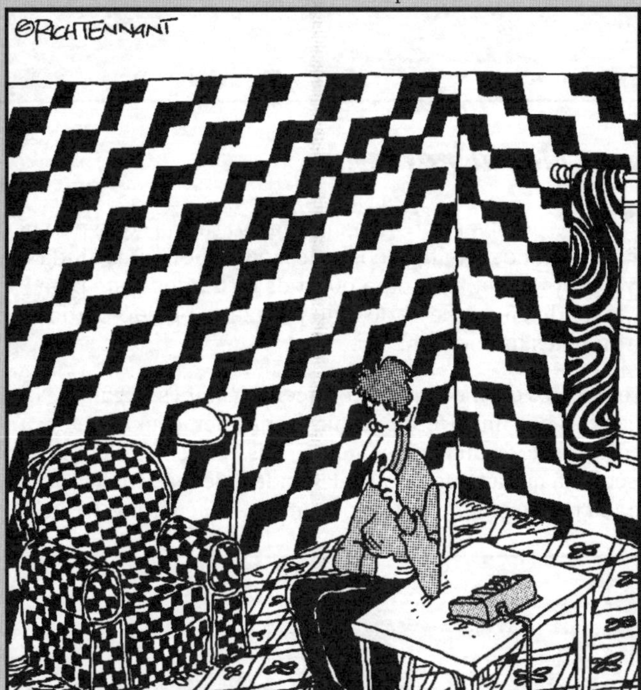

"Doutor, estou com náuseas e me sinto desorientado. Você acha que isto é uma reação a algo que comi?"

Nesta parte...

Como é possível que uma civilização (a sua) que possui antibióticos, analgésicos e descongestionantes ainda sirva caldo de galinha para curar os resfriados, café para as dores de cabeça e chocolate para um coração partido? Porque eles funcionam!

Os alimentos e a medicina são parceiros naturais. Algumas vezes eles brigam (o termo técnico seria interações entre medicamentos e alimentos), mas é mais frequente — como você descobrirá nesta parte — que eles andem de mãos dadas pela estrada para manter o seu corpo em excelente forma.

Capítulo 19

Quando os Alimentos Causam Problemas de Saúde

Neste Capítulo

- Descobrindo o que é uma alergia alimentar
- Encontrando alimentos mais prováveis de desencadearem reações alérgicas
- Descobrindo se você é alérgico a algum alimento
- Explorando as diferenças entre as alergias alimentares e a intolerância alimentar

De acordo com a *Food Allergy & Anaphylaxis Network* (Rede de Anafilaxia e Alergia Alimentar) (FAAN) ao menos 11,4 milhões de norte-americanos são portadores de alergias alimentares (também conhecidas como hipersensibilidade alimentar), este número inclui mais crianças que adultos, pois muitas alergias da infância parecem desaparecer com a idade.

Portanto, você pode estar se perguntando, se as alergias tendem a desaparecer, por que preciso ler um capítulo inteiro sobre elas? Boa pergunta. Eu tenho duas boas respostas. Em primeiro lugar, as alergias alimentares que não desaparecerem podem provocar reações, variando desde algo trivial (um nariz entupido no dia seguinte) e podendo chegar a algo bastante perigoso (parada respiratória imediata). Em segundo lugar, uma pessoa com alergias alimentares está propensa a ser alérgica a outros fatores, como poeira, pólen ou ao gato da família. E uma pessoa ciente de suas alergias alimentares é uma pessoa prevenida contra o resto, certo? Certo.

Descobrindo Mais Sobre as Alergias Alimentares

O sistema imunológico foi projetado para proteger o corpo de invasores nocivos, como as bactérias. Algumas vezes, no entanto, o sistema responde a substâncias normalmente consideradas inofensivas. A substância que provoca o ataque é chamada de alérgeno e as substâncias que atacam o alérgeno são chamadas de anticorpos.

Uma alergia alimentar pode provocar uma resposta quando o corpo lança anticorpos para atacar proteínas específicas do alimento. Quando isso acontece, algumas reações físicas incluem:

- Urticária
- Inchaço do rosto, língua, lábios, pálpebras, mãos e pés
- Coceira
- Erupções
- Dores de cabeça, enxaquecas
- Diarreia, algumas vezes com sangue
- Espirros, tosse
- Asma
- Dificuldades respiratórias causadas pelo reforço dos tecidos (inchaço) da garganta.
- Perda de consciência (choque anafilático)

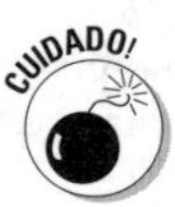

Se você é sensível a um alimento específico, pode ser que não possa comer o alimento para evitar a reação. Por exemplo, pessoas sensíveis a amendoins podem desenvolver urticárias ao apenas tocar um amendoim ou manteiga de amendoim e podem sofrer reações fatais após comerem um chocolate que apenas tenha passado pelo maquinário da fábrica que anteriormente continha amendoins. As pessoas sensíveis aos frutos do mar, peixes e frutos do mar, são conhecidas por desenvolverem problemas respiratórios após inalar vapores ou névoa produzida ao cozinhar o peixe.

Entendendo como uma reação alérgica ocorre

PAPO DE ESPECIALISTA

Quando comemos um alimento contendo uma proteína à que somos sensíveis, o sistema imunológico lança anticorpos que pegam uma carona nos glóbulos brancos chamados basófilos. Eles, por sua vez, circulam através do corpo, dando aos anticorpos a chance para se desligarem e se juntarem a células do sistema imunológico, chamadas de mastócitos.

Os basófilos e os mastócitos produzem, armazenam e lançam histamina, uma substância química do corpo natural que causam os sintomas, como coceiras, inchaços, e erupções, associados às reações alérgicas. Sim, é por isso que algumas pílulas contra alergias são chamadas de anti-histamínicos. Quando os anticorpos carregados pelos basófilos e mastócitos entram em contato com os alérgenos dos alimentos, boom! Você tem uma reação alérgica.

Investigando os dois tipos de reações alérgicas

O corpo pode reagir a um alérgeno de uma entre duas maneiras, imediata ou tardia:

- As reações imediatas são mais perigosas, pois elas envolvem um inchaço rápido do tecido, algumas vezes em segundos, após o contato com o alimento em questão.
- As reações tardias, que podem ocorrer entre 24 a 48 horas após a exposição ao alimento, são em geral mais suaves, talvez uma leve tosse ou congestão nasal causada por tecidos inchados.

Está tudo em família: Herdando alergias alimentares

A tendência das alergias, ainda que não seja a alergia em particular, é que elas sejam herdadas. Se algum dos seus pais possui uma alergia alimentar, o risco de sofrer do mesmo problema é duas vezes maior do que se nenhum dos seus pais fosse alérgico a alimentos. Se sua mãe e seu pai têm alergia a alimentos, o risco de você também ter é quatro vezes maior.

Considerações Sobre os Alimentos com Maior Probabilidade para Causar Alergias

Aqui está algo para considerar: mais de 90% de todas as reações alérgicas a alimentos são causadas por apenas oito alimentos (veja a Figura 23-1):

- Leite
- Ovos
- Amendoins
- Nozes
- Alimentos de soja
- Trigo
- Peixe
- Frutos do mar

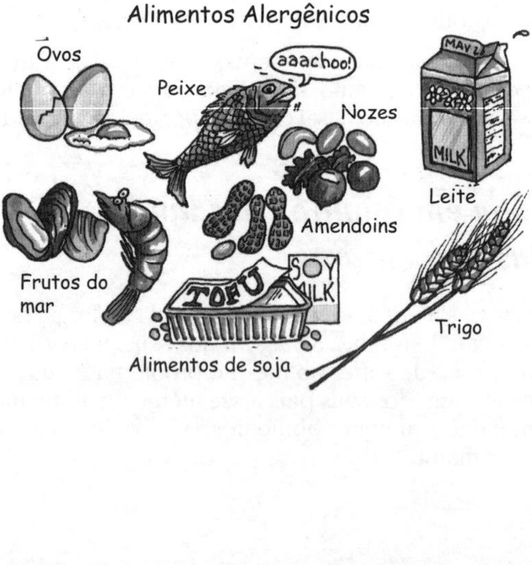

Figura 19-1: Estes alimentos podem iniciar uma reação alérgica.

Testes: Identificando Alergias Alimentares

Para identificar o culpado pela alergia alimentar, o médico pode sugerir uma dieta de eliminação. O regime remove da dieta os alimentos conhecidos por causar reações alérgicas em muitas pessoas. Então, em certo momento, os alimentos são reintroduzidos. Havendo reação, bingo! Isso é uma dica para o que desencadeia a resposta imunológica.

Dois testes mais sofisticados, o ELISA (teste imunoenzimático) e o RAST (teste radioalergosorvente), podem identificar os anticorpos para alérgenos específicos no sangue. Mas estes dois testes raramente são pedidos.

Como Enfrentar Alergias Alimentares

Após saber que é alérgico a um alimento, a melhor maneira para evitar uma reação alérgica é não consumir o alimento. Infelizmente, a tarefa pode ser mais difícil do que parece já que o ingrediente culpado pode estar escondido: amendoins no molho condimentado ou caviar ("ovos de peixes") no molho.

Algumas vezes o ingrediente "escondido" pode estar disfarçado no rótulo do alimento que usa códigos químicos para os alérgenos. Exemplo? O que acha de "soro" ou "caseína" ou "lactoglobulina" para "leite".

DICA

Se você é alguém com alergias alimentares com potencial risco à vida (ou outro alérgeno, como veneno de vespas) o seu médico pode sugerir que carregue uma seringa de epinefrina, uma droga que neutraliza as reações. Também é possível portar uma etiqueta que o identifique como uma pessoa com um problema alérgico sério.

Reconhecendo Outras Reações Físicas a Alimentos

As reações alérgicas não são a única maneira que o corpo encontra para protestar contra certos alimentos.

A *intolerância* alimentar é um termo usado para descrever reações comuns, naturais e não alérgicas, o que significa que estas reações não envolvem a produção de anticorpos pelo sistema imunológico. Algumas reações comuns de intolerância alimentar são:

- Uma reação alimentar metabólica: esta resposta é uma inabilidade para digerir certos alimentos, como gorduras ou lactose (o açúcar natural do leite). As reações alimentares metabólicas podem produzir gás, diarreia ou outros sinais de irritação gástrica e são um traço hereditário.
- Uma reação física para uma substância química específica: o corpo pode reagir a algo como as substâncias laxativas presentes nas ameixas ou glutamato monossódico (MSG), o realçador de sabores muitas vezes encontrado na culinária asiática. Ainda que algumas pessoas sejam mais sensíveis que outras a estas substâncias químicas, a reação delas é uma reação física e não envolve o sistema imunológico.
- O corpo responde a gatilhos fisiológicos: quando estamos com medo, com ansiedade ou muito agitados, o corpo se torna mais veloz, secretando hormônios que aceleram os batimentos cardíacos e a respiração, aceleram a passagem de alimentos pela barriga e esvaziam os intestinos e a bexiga. O processo completo, chamado de reação de estresse agudo, prepara o corpo para se defender, tanto para lutar quanto para correr. Em um nível mais prosaico, uma forte reação a alimentos pode causar diarreia. Isso não é uma alergia, são os seus hormônios.
- Uma mudança no humor e/ou comportamento: alguns alimentos, como o café, contêm substâncias químicas, como a cafeína, que possuem um efeito no humor e no comportamento, mas isto é o tema do Capítulo 20. Vire a página e ele é seu.

Capítulo 20

Alimentos e Humor

Neste Capítulo

- Descobrindo os efeitos dos alimentos no cérebro
- Usando os alimentos para aumentar a vigilância
- Diminuindo a tensão: Alimentos que acalmam
- Planejando refeições com alimentos modificadores do humor

Abra as cortinas. Apague as luzes. Aproxime-se. Agora vamos falar sobre algo que os nutricionistas nunca escreveram: os alimentos podem fazê-lo se sentir bem. E não me refiro apenas às sensações simples, boas e aconchegantes, que se seguem a uma refeição. Eu me refiro ao tipo de sensações como: "me levante quando estiver cansado" e "me acalme quando estiver agitado", que geralmente associamos com drogas pesadas alteradoras de humor.

Por que a maioria dos livros de nutrição ignora este tema? Sinceramente, não sei. Mas o lado bom de escrever este livro é que ele me dá a oportunidade de passar adiante um monte de informações que talvez você nunca lesse.

Portanto, aqui está um capítulo sobre o humor e os alimentos. O capítulo nomeia algumas das substâncias químicas comuns, naturais e alteradoras do humor que existem nos alimentos, explica como estas substâncias químicas funcionam e apresenta algumas estratégias simples para aumentar a eficiência delas. Sente-se, abra uma caixa de chocolates, tome uma taça de vinho, faça um expresso e aproveite.

Como as Substâncias Químicas Afetam o Humor

O *humor* é uma sensação, um estado emocional interno que pode afetar a maneira como você vê o mundo. Por exemplo, se o seu time ganha o campeonato, sua felicidade pode durar dias, deixando-o tão feliz que você ignora aborrecimentos pequenos, como encontrar uma multa no carro. Por outro lado, se você se sente triste porque o projeto no qual gastou seis meses preparando não funcionou, seu desapontamento pode durar tempo suficiente para fazer seu trabalho parecer inútil ou seu programa de televisão chato.

Na maior parte do tempo, após alterar entre um polo e outro, o humor volta de novo ao normal. Você desce do seu momento alto ou se recobra do desapontamento e a vida volta ao normal — algo bom aqui, algumas notícias ruins ali, mas no total, tudo se equilibra.

No entanto, há situações que o seu humor fica maluco, oscilando entre extremos. Este estado desagradável, o descontrole do humor, é chamado de transtorno do humor.

Os dois transtornos de humor mais comuns são a *depressão clínica*, um período prolongado de tristezas intensas e a *mania clínica*, um período prolongado de uma alegria intensa. A depressão clínica em particular é chamada de transtorno unipolar, a depressão clínica mais a mania clínica são chamadas de transtorno bipolar.

Hoje, os cientistas identificaram substâncias químicas naturais do cérebro que afetam o humor e possuem um papel nos transtornos de humor. O corpo produz um grupo de substâncias químicas chamadas de neurotransmissores, responsáveis por permitir às células cerebrais mandarem mensagens. Três neurotransmissores importantes são: Dopamina, Noradrenalina e a Serotonina

A dopamina e a noradrenalina são substâncias químicas que o fazem se sentir alerta e energético. A serotonina é uma substância química que o faz se sentir suave e calmo.

Algumas formas de mania e depressão clínicas parecem ser avarias na habilidade corporal de lidar com estas substâncias químicas. Os remédios conhecidos como antidepressivos ajustam o humor ao tornar os neurotransmissores mais disponíveis ao cérebro ou ao permitir que o cérebro os use com maior eficiência. As medicações usadas para tratar os transtornos de humor incluem:

- **Antidepressivos tricíclicos**: estes fármacos são nomeados assim devido a sua estrutura química: três grupos de átomos em forma de anel (tri = três, cílico = anel). Eles aliviam os sintomas ao aumentar a disponibilidade da serotonina. Um tricíclico bem conhecido é a amitriptilina (Amytril).
- **Inibidores seletivos da recaptação da serotonina (ISRS)**: estes remédios diminuem a reabsorção da serotonina pelo corpo, para que uma maior quantidade da substância química fique disponível ao cérebro. Relata-se que os ISRS tenham menos efeitos colaterais do que os tricíclicos. Dois ISRS conhecidos são a fluoxetina (Prozac) e a paroxetina (Pondera).
- **Inibidores da monoamina oxidase (inibidores da MAO)**: estes remédios diminuem a destruição natural do corpo da dopamina e outros neurotransmissores para que eles fiquem disponíveis ao cérebro. Fenelzina (Nardil) e tranilcipromina (Parnate) são inibidores da MAO.
- **Lítio**: as ações precisas desta droga continuam desconhecidas, mas ela pode aumentar a disponibilidade de serotonina e diminuir a disponibilidade de noradrenalina.
- **Um grupo de substâncias químicas não relacionadas entre si e entre outros grupos de antidepressivos**: alguns são conhecidos por regular a disponibilidade de serotonina, outros trabalham de uma maneira que ainda não foi identificada. Este grupo inclui a bupropiona (Bup) e sertralina (Zoloft).

Como os Alimentos Afetam o Humor

Bom dia! É hora de acordar, sair da cama e se arrastar até a cozinha para beber uma xícara de café.

Boa tarde! É hora para uma dose moderada de uísque ou vinho para aliviar as tensões do dia.

Boa dor! Seu namorado a deixou. É hora de chocolates, muito chocolate, para aliviar a dor.

Boa noite! É hora de leite com biscoitos para facilitar a viagem ao mundo dos sonhos.

Durante séculos, milhões de pessoas usaram estes alimentos nestas situações, seguros em seu conhecimento de que cada alimento faria sua mágica no humor. Hoje, a ciência moderna sabe o porquê. Ao descobrir que as emoções estão ligadas à produção e uso de certas substâncias químicas cerebrais, os cientistas de nutrição puderam identificar as substâncias químicas naturais presentes nos alimentos capazes de mudar a maneira como nos sentimos ao:

- Influenciar a produção de neurotransmissores.
- Ligar-se a células cerebrais e mudar a maneira como as células se comportam.
- Abrir caminhos nas células cerebrais para que outras substâncias químicas alteradoras do humor possam entrar.

Os próximos tópicos descrevem as substâncias químicas presentes nos alimentos mais comuns por afetar o humor.

Álcool

O álcool é o relaxante natural mais usado. Ao contrário da crença geral, o álcool é um depressivo, não um elevador de humor. Se você se sente amigável e exuberante após um drinque, a razão não é porque o álcool está acelerando o cérebro, é porque o álcool diminui o controle, os sinais cerebrais que normalmente lhe diriam para não colocar um abajur na cabeça ou para não tirar as roupas em público.

Anandamida

A anandamida é um *canabinóide*, uma substância química que se liga aos mesmos receptores cerebrais que captam ingredientes semelhantes na fumaça da maconha. O cérebro produz um pouco de anandamida de forma natural, mas também conseguimos absorver quantidades muito pequenas da substância química a partir do (o que mais?) chocolate. Além disso, o chocolate contém duas substâncias químicas parecidas à anandamida que diminuem a decomposição da anandamida produzida no cérebro, intensificando seus efeitos. Talvez seja por isso que comer chocolate o deixe relaxado. Mas não relaxado o suficiente para mandá-lo para cadeia ou fazer a polícia federal confiscar a sua barra: apenas o suficiente para enxugar as lágrimas do amor perdido (não se preocupe, você precisaria de, no mínimo, 12 quilos de chocolate de uma só vez para sentir qualquer efeito parecido ao da maconha).

Cafeína

Acho que não preciso dizer que a cafeína é um leve estimulante que:

- Aumenta a pressão sanguínea;
- Acelera os batimentos cardíacos;
- Acelera a queima de calorias;
- Faz com que urinemos com maior frequência.
- Faz o trato intestinal mover a comida com maior rapidez pelo corpo.

Tampouco preciso dizer que a cafeína é um elevador do humor. Ainda que ela aumente o nível de serotonina, o neurotransmissor calmante, ela também se liga a receptores específicos (lugares na superfície das células cerebrais), geralmente reservados para outro tranquilizador natural, a adenosina. Quando a cafeína ocupa o lugar da adenosina, as células cerebrais se tornam mais ativas a estímulos, como barulhos e luz, fazendo-o falar e pensar mais rápido. Ultimamente, os atletas que ingeriam cafeína antes de um evento relataram que ela também aumenta o desempenho em algumas competições de resistência.

No entanto, o modo como reagimos à cafeína é algo muito individual. Alguns podem beber sete xícaras de café comum ("com cafeína") e ainda permanecem calmos durante todo o dia e dormem como bebês durante à noite. Outros, como eu, por exemplo, tendem a dar pulinhos já com o descafeinado. Ou como meu marido costuma dizer: "O que era este borrão que passou pela sala?". Talvez aqueles que se mantenham calmos tenham suficientes receptores cerebrais para acomodar tanto a adenosina como a cafeína, ou talvez eles sejam mais sensíveis à adenosina, que consegue se juntar às células do cérebro. Ninguém sabe ao certo.

De qualquer forma, os efeitos estimulantes da cafeína podem durar entre uma até sete horas. Sei que poderei contar com uma noite sem sono quando tiver tomado um café de verdade (em vez do descafeinado) após às cinco da tarde. Expresso no jantar? Ficarei acordada até os pássaros começarem a cantar, na manhã seguinte. A Tabela 24-1 lista algumas fontes alimentares comuns da cafeína.

Tabela 20-1: Alimentos que fornecem cafeína

Alimento	Quantidade de cafeína (mg)
Xícaras de 150 mililitros	
Café regular, coado	80 – 150
Café regular, instantâneo	40 – 108
Café descafeinado	1 – 6
Chá	20 –110
Chá instantâneo	25 – 60
Cacau	2 – 50
Lata de 360 mililitros	
Refrigerantes	30 – 72
Embalagem com 240 mililitros	
Leite achocolatado	2 – 7
Porção de 30 gramas	
Chocolate ao leite	1 – 15
Chocolate meio-amargo	5 – 35
Chocolate amargo	26

Triptofano e glicose

O triptofano é um aminoácido, o grupo de substâncias químicas conhecido por serem os blocos construtores das proteínas. A glicose, o produto final do metabolismo de carboidratos, é o açúcar que circula no sangue, o combustível básico que faz o corpo funcionar.

O clássico calmante de leite e biscoitos deve seu poder ao time de triptofano mais glicose.

Comece com o fato de que os neurotransmissores dopamina, noradrenalina e serotonina são feitos a partir dos aminoácidos tirosina e triptofano, encontrados em alimentos proteicos, como o leite. A tirosina é o ingrediente mais importante da dopamina e noradrenalina, os neurotransmissores da vigilância. O triptofano é o ingrediente mais importante da serotonina, o neurotransmissor calmante.

Todos os aminoácidos navegam no cérebro como pequenos trens, em pequenas estradas de ferro químicas. Mas a mãe natureza — uma festeira! — ordenou os interruptores para que o cérebro abra caminho para a agitada tirosina chegue primeiro e para que o relaxado triptofano chegue por último. É por isso que uma refeição rica em proteínas aumenta a vigilância.

Para mover o trem do triptofano para frente, é necessária a glicose, o que significa que precisaremos de alimentos com carboidratos, como os biscoitos. Quando comemos carboidratos, o pâncreas libera insulina, o hormônio que permite metabolizar carboidratos e produzir glicose. A insulina também mantém a tirosina e outros aminoácidos circulando no sangue para que os trens de triptofano viajem em bastantes trilhos abertos, até o cérebro. Com mais triptofano chegando, o cérebro pode aumentar a produção da relaxante serotonina. É por esta razão que uma refeição de massas, cheia de amido o deixa calmo, relaxado e bem consigo mesmo.

Os efeitos dos açúcares simples, como a sacarose (açúcar de mesa) são mais complicados. Se comer açúcares simples com o estômago vazio, os açúcares serão absorvidos com rapidez, criando um rápido aumento da secreção de insulina, o hormônio necessário para metabolizar carboidratos. O resultado é um rápido aumento na quantidade de açúcar circulando no sangue, uma condição conhecida como hiperglicemia (hiper = alto, glicemia = açúcar no sangue) que pode fazê-lo se sentir tenso em vez de calmo. No entanto, quando ingeridos com o estômago cheio, como a sobremesa após uma refeição completa, os açúcares simples são absorvidos lentamente e podem causar o efeito calmante geralmente ligado aos carboidratos complexos (alimentos com amido).

Portanto, alguns alimentos como carne, peixes e aves o deixam mais alerta. Outros, como massas, pães, batatas, arroz e outros grãos o acalmam. O efeito dos alimentos depende da habilidade deles para alterar a quantidade de serotonina disponível no cérebro.

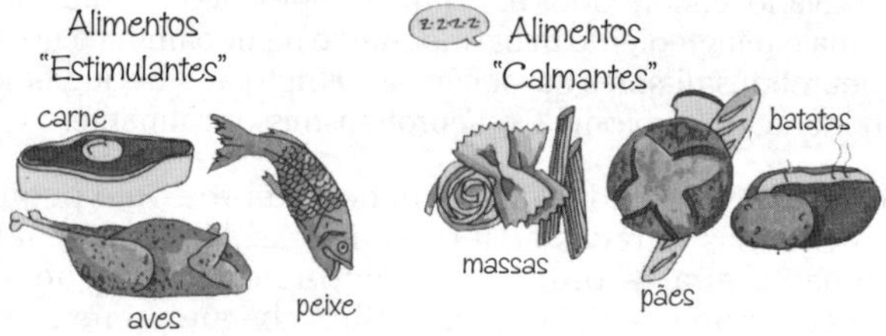

Figura 20-1: Alguns alimentos podem acalmá-lo enquanto outros podem deixá-lo mais alerta.

Feniletilamina (PEA)

A feniletilamina, algumas vezes abreviada como PEA, é uma substância química natural que o corpo lança quando está apaixonado, fazendo-o sentir-se bem o tempo todo. Um grande alvoroço aconteceu no final da década de 1980 quando os pesquisadores descobriram que o chocolate, a comida dos apaixonados, era uma ótima fonte de PEA.

De fato, muitos acreditam que a PEA esteja relacionada à reputação do chocolate como comida dos apaixonados e da consolação. É claro, para sermos justos, o chocolate contém cafeína, um elevador de humor, a teobromina, um estimulante muscular e a anandamida, um canabinóide. O que mais poderíamos dizer, além de: "Por favor, poderia passar a caixa de chocolates para este lado da mesa?".

Usando os Alimentos para Controlar o Humor

Nenhum alimento mudará a sua personalidade ou alterará um transtorno de humor. Mas alguns podem trazer um ânimo a mais ou um momento de calmaria ao seu dia, aumentar a eficiência em certas tarefas, torná-lo mais alerta ou dar um empurrão até a linha de chegada.

Capítulo 21

Alimentos e Interações Medicamentosas

Neste Capítulo

- Explorando os remédios que afetam o apetite
- Explicações sobre como alguns alimentos tornam alguns remédios menos eficientes
- Entendendo quais remédios devem ser tomados com alimentos
- Revelando interações entre remédios e vitaminas e minerais

Os alimentos nutrem o corpo. Os remédios curam ou aliviam o que o aflige. Poderíamos pensar que ambos trabalhariam juntos em perfeita harmonia para proteger o corpo. Algumas vezes, eles o fazem. Em certas ocasiões, no entanto, os alimentos e os remédios brigam como boxeadores em um ringue. O remédio evita que o corpo absorva ou use nutrientes dos alimentos ou a comida (ou nutriente) evita que você se beneficie de certos remédios.

A frase médica para este triste estado é reação adversa. Este capítulo descreve várias interações adversas e mostra algumas estratégias simples que permitem dar um curto-circuito nelas.

Como os Alimentos e as Interações Medicamentosas Acontecem

Quando comemos, os alimentos se movimentam da boca para o estômago até o intestino delgado, onde os nutrientes que o mantém forte e saudável são absorvidos pela sua corrente sanguínea e distribuídos pelo corpo. Ao tomar um remédio por via oral, ele seguirá quase o mesmo caminho da boca para o estômago, onde ele será dissolvido e passado até o intestino delgado para ser absorvido. Não há nada fora do comum nisso.

CUIDADO!

O problema, no entanto, acontece quando um alimento ou um remédio freia este processo de uma maneira que impeça seu corpo de usar o remédio ou o alimento. Muitas possibilidades existem:

- Alguns remédios ou alimentos mudam a acidez natural do trato digestivo causando uma absorção de nutrientes menos eficiente. Por exemplo, o corpo absorve ferro melhor quando o estômago está ácido. A ingestão de antiácidos reduz a acidez estomacal e a absorção de ferro.
- Alguns remédios ou alimentos mudam a taxa em que a comida se movimenta pelo trato digestivo, o que significa que absorvemos mais ou menos de um nutriente ou remédio em particular. Por exemplo, ao comer ameixas (um alimento laxativo) ou ao tomar um laxante estamos acelerando o movimento e assim os alimentos e remédios passam mais rápido pelo corpo, tendo menos tempo para absorver o remédio ou os nutrientes.
- Alguns remédios e nutrientes se ligam uns aos outros para formar compostos insolúveis que o corpo não consegue quebrar. Como resultado, absorvemos menos remédios e menos nutrientes. O exemplo mais conhecido: o cálcio se liga ao antibiótico tetraciclina e assim os dois são eliminados do corpo.
- Alguns remédios e nutrientes possuem estruturas químicas parecidas. Ao ingerir ambos ao mesmo tempo estará enganando o corpo a absorver ou a usar o nutriente em vez do remédio. Um bom exemplo é a varfarina, um remédio que evita que o sangue coagule, e a vitamina K, um nutriente que faz o sangue coagular. Ao ingerir muitas verduras ricas em vitamina K estará neutralizando o efeito intencional da varfarina.

- Alguns alimentos contêm substâncias químicas que podem diminuir ou intensificar os efeitos colaterais naturais de alguns remédios. Por exemplo, a cafeína presente no café, no chá e nos refrigerantes reduz os efeitos sedativos dos anti-histamínicos e de alguns antidepressivos, mas aumenta o nervosismo, a insônia e as tremedeiras comuns em algumas pílulas para emagrecer e remédios para o resfriado contendo cafeína ou um descongestionante (um ingrediente que limpa um nariz entupido temporariamente).

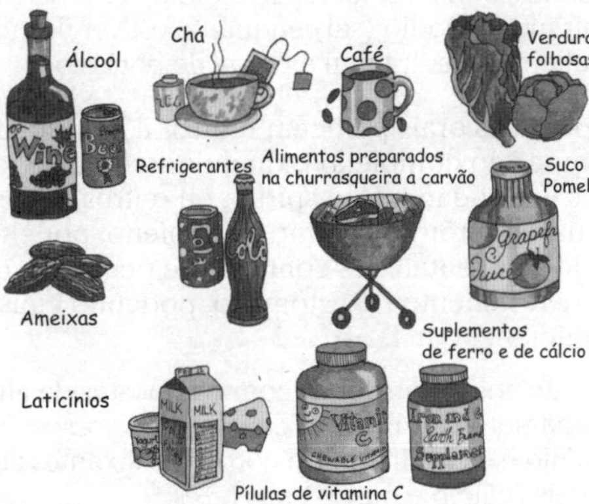

Figura 21-1: Alguns alimentos podem afetar a maneira como o corpo interage com remédios.

Guerras Alimentares: Remédios Versus Nutrientes Versus Remédios

Algumas vezes, as combinações de alimentos e drogas interagindo são assombrosas.

Aqui está um bom exemplo: todos sabem que os portadores de asma podem achar difícil dar uma respiração profunda ao redor de uma churrasqueira. O culpado é a fumaça, certo? Sim. E não. A verdade: ao respirar fumaça irritamos as passagens aéreas. Mas o fato é que comer alimentos preparados com carvão acelera a eliminação de teofilina pelo corpo, um remédio muito usado contra a asma, reduzindo a habilidade dele para se proteger contra os chiados. Tome o remédio, coma a comida e termine com chiados. Eita.

Outro problema em potencial é o suco de frutas. As bebidas ácidas (refrigerantes, assim como os sucos de frutas) podem anular a ação de antibióticos, como a eritromicina, a ampicilina e a penicilina.

Os diuréticos o fazem urinar mais vezes, aumentando a eliminação do mineral potássio. Para compensar a perda, os especialistas sugerem a adição de batatas, bananas, laranjas, espinafre, milho e tomates na dieta. Consumir menos sódio (sal) enquanto estiver usando diuréticos os torna mais eficientes e diminui a perda de potássio.

Os anticoncepcionais orais parecem reduzir a habilidade para absorver vitaminas do complexo B, incluindo o ácido fólico. Ao ingerir grandes quantidades de aspirina ou outros AINEs (anti-inflamatórios não esteróides), como ibuprofeno, poderá iniciar uma perda indolor e lenta, mas contínua de pequenas quantidades de sangue do revestimento do estômago, podendo causar uma anemia por deficiência de ferro.

O uso contínuo de antiácidos feitos com compostos de alumínio pode acarretar em uma perda do mineral construtor de ossos, o fósforo, que se liga ao alumínio e é eliminado do corpo. Os laxantes aumentam a perda de minerais (cálcio e outros) nas fezes.

Os remédios contra as úlceras cimetidina (Tagamet) e ranitidina (Antak) podem causar vertigens. Estes remédios reduzem a acidez estomacal, o que significa que o corpo absorve o álcool com maior eficiência. De acordo com os especialistas da *Clínica Mayo*, a ingestão de medicamentos contra a úlcera com álcool dobra o efeito do álcool, ou seja, se beber uma cerveja sentirá o efeito de duas.

A questão, é claro, é ler a embalagem e consultar o médico ou farmacêutico sobre qualquer interação em potencial entre o remédio e os alimentos sempre que estiver sob medicação.

DISCURSO OFICIAL

Finalmente, consideremos os suplementos nutricionais. As vitaminas e minerais presentes nos suplementos nutricionais são simplesmente alimentos reduzidos a seus nutrientes básicos, portanto, as interações entre os remédios e os suplementos não são uma surpresa. A Tabela 21-1 lista algumas interações comuns entre remédios e vitaminas/minerais.

Tabela 21-1: Nutrientes e medicamentos combatentes

Você absorve menos	*quando ingere*
Vitamina A	Antiácidos de alumínio Bisacodil (laxante) Colestiramina (diminui colesterol) Fenfluramina (emagrecedor) Óleo mineral (laxante) Neomicina (antibiótico)
Vitamina D	Bisacodil (laxante) Colestiramina (diminui colesterol) Óleo mineral (laxante) Neomicina (antibiótico)
Vitamina K	Bisacodil (laxante) Colestiramina (diminui colesterol) Óleo mineral (laxante) Neomicina (antibiótico)
Vitamina C	Aspirina Barbitúricos (soníferos) Cortisona e drogas esteroides relacionadas
Tiamina	Antiácidos (cálcio) Aspirina Cortisona e drogas esteroides relacionadas
Riboflavina	Pílulas anticoncepcionais

(continua)

Tabela 21-1: Nutrientes e medicamentos combatentes (Continuação)

Você absorve menos	*Quando ingere*
Ácido Fólico	Aspirina Colestiramina (diminui colesterol) Penicilina Fenobarbital, primidona, fenotiazinas (remédios contra convulsões) Sulfas
Vitamina B12	Colestiramina (diminui colesterol) Neomicina (antibiótico)
Cálcio	Cortisona e drogas esteroides relacionadas Diuréticos Antiácidos de magnésio Neomicina (antibiótico) Laxantes de fósforo Tetraciclina (antibiótico)
Fósforo	Antiácidos de alumínio
Magnésio	Anfotericina B (antibiótico) Diuréticos Tetraciclina (antibiótico)
Ferro	Aspirina e outros anti-inflamatórios não-esteróides Antiácidos de cálcio Suplementos de cálcio (com as refeições) Colestiramina (diminui o colesterol) Neomicina (antibiótico) Penicilina (antibiótico)

Tabela 21-1: Nutrientes e medicamentos combatentes

Você absorve menos	*Quando ingere*
	Tetraciclina (antibiótico)
Zinco	Diuréticos

Evitando Interações Alimentares e Medicamentosas Adversas

Ao comprar um remédio sem prescrição médica ou receber uma nova prescrição, leia a bula. Deixe-me repetir isso: LEIA A BULA. Os avisos e interações muitas vezes estão logo ali na embalagem. Se não estiverem, pergunte ao médico ou farmacêutico se existe a necessidade de se evitar qualquer alimento específico enquanto estiver tomando o remédio. Vá em frente, pergunte.

Usando Alimentos para Melhorar o Desempenho dos Remédios

Nem todas as interações entre remédios e alimentos são adversas. Algumas vezes, um remédio funciona melhor ou possui menos probabilidades de causar efeitos colaterais se tomado com o estômago cheio. Por exemplo, é improvável que a aspirina irrite o estômago se ela for tomada junto com os alimentos e a comida estimula a liberação de sucos estomacais que melhoram a absorção da griseofulvina, um antifúngico.

A Tabela 21-2 lista alguns remédios que podem funcionar melhor quando ingeridos com o estômago cheio.

Tabela 21-2: Remédios que funcionam melhor com o estômago cheio

Objetivo	*Remédio*
Analgésicos	Paracetamol
	Aspirina
	Codeína
	Ibuprofeno
	Indometacina
	Ácido mefenâmico
	Metronidazol
	Naproxen/Naproxeno sódico
Antibióticos, Antivirais, antifúngicos	Etambutol
	Griseofulvina
	Isoniazida
	Cetoconazol
	Pirimetamina
Agentes antidiabetes	Glipizida
	Gliburida
	Tolazamida
	Tolbutamida
Agentes diminuidores do colesterol	Colestiramina
	Colestipol
	Lovastatina
	Probucol
Medicações gástricas	Cimetidina
	Ranitidina

CUIDADO!

Não fique adivinhando sobre remédios e alimentos. Toda vez que tomar uma pílula, leia a embalagem ou consulte o médico, ou o farmacêutico, para descobrir se a ingestão do remédio com alimentos melhora ou reduz a habilidade dele para fazê-lo se sentir melhor.

Capítulo 22

Usando os Alimentos como Remédios

Neste Capítulo

- Descobrindo dietas para condições médicas especiais
- Usando alimentos para melhorar problemas de saúde menores, mas incômodos
- Comendo para prevenir doenças
- Tomando remédios nos alimentos
- Sabendo quando os alimentos não são o melhor remédio

Uma dieta saudável fornece os nutrientes necessários para manter o corpo em boa condição física. Além disso, as evidências sugerem que uma boa alimentação pode prevenir ou diminuir o risco de uma longa lista de condições médicas sérias, incluindo doenças cardíacas, pressão alta e câncer.

Este capítulo descreve o que os nutricionistas conhecem agora sobre como usar os alimentos para prevenir, aliviar ou curar o que o aflige: com algumas dicas sobre o que está por vir no fascinante mundo da nutrição médica.

Definindo os Alimentos como Remédios

DICA

Comece com uma definição. Um alimento que age como um remédio é aquele que aumenta, ou reduz, o risco de uma condição médica específica ou cura, ou alivia, os efeitos de uma condição médica. Por exemplo:

- Comer alimentos com bastante betacaroteno (a substância química natural presente em frutas e vegetais amarelos e verdes que o corpo transforma em vitamina A) com vitamina C, vitamina E e Zinco protege a visão ao reduzir o risco de uma degeneração da mácula relacionada à idade, o órgão atrás do olho que permite perceber a luz.
- Comer alimentos, como farelo de trigo, que são ricos em fibras alimentares insolúveis (o tipo de fibra que não se dissolve no estômago) movimenta os alimentos com rapidez pelo trato intestinal e produz fezes macias e maciças que reduzem o risco de constipação.
- Comer alimentos como feijões, que são ricos em fibras alimentares solúveis (a fibra que se dissolve no trato intestinal) parecem ajudar o corpo a varrer o colesterol circulando na corrente sanguínea, prevenindo-o de grudar nas paredes das artérias. Isso reduz o risco de doenças cardíacas.
- Comer quantidades suficientes de alimentos ricos em cálcio assegura o crescimento de ossos fortes no início da vida e protege a densidade óssea mais tarde.
- Comer alimentos muito picantes, como pimenta chili, faz com que o revestimento das membranas do nariz e da garganta solte um fluído aquoso que facilita assoar o nariz ou tossir o muco quando estamos com um resfriado.
- Comer (ou beber) alimentos (ou bebidas) com substâncias alteradoras de humor, como cafeína, álcool e feniletilamina (PEA), pode dar um empurrão quando estiver se sentindo cansado ou pode ajudá-lo a relaxar quando estiver tenso.

A maravilha dos alimentos com propriedades medicinais é a de que eles são baratos e mais agradáveis do que cuidar de doenças com remédios. Se tivermos a opção, quem não escolheria controlar os níveis de colesterol com aveia ou chili (aqueles feijões cheios de fibra alimentar solúvel) do que com um remédio cujo possível efeito colateral inclua insuficiência renal ou danos ao fígado?

Examinando Dietas a Partir de Efeitos Benéficos Medicinais

Alguns alimentos e alguns planos dietéticos são tão bons para o corpo que ninguém pergunta pela habilidade delas para manter um corpo saudável ou para fazer alguém se sentir melhor quando está doente. Por exemplo, se alguma vez já sofreu uma cirurgia abdominal, então você sabe tudo sobre dietas líquidas: o regime de água, gelatina e caldo que o médico prescreveu logo após a operação para permitir que você absorva algo nutritivo pela boca sem irritar o estômago.

Ou se você tem diabetes do tipo 1 (uma inabilidade herdada para produzir a insulina necessária para processar carboidratos), você sabe que a sua habilidade para equilibrar os carboidratos, gorduras e proteínas na dieta diária é importante para estabilizar a sua doença.

- **Outros regimes comprovados incluem**: a dieta pobre em colesterol e em gorduras saturadas: que limita o consumo de colesterol a não mais que 300 miligramas diários e uma ingestão de gorduras total de não mais que 30% das calorias diárias.
- **A dieta rica em fibras**: uma dieta rica em fibras acelera a passagem dos alimentos através do trato digestivo. Esta dieta é usada para prevenir a constipação.
- **Dieta de sódio limitado**: o sódio é hidrofílico (hidro = água, fílico = amante). Ele aumenta a quantidade de água mantida nos tecidos corporais. Uma dieta pobre em sal muitas vezes diminui a retenção de água, o que pode ser útil no tratamento da pressão alta, da insuficiência cardíaca congestiva e doenças do fígado em longo prazo.
- **Dieta rica em potássio**: muitos usam esta dieta para neutralizar a perda de potássio causada pelos diuréticos (remédios que o fazem urinar com mais frequência, causando uma perda de potássio na urina).

- **Dieta pobre em proteínas**: esta dieta é prescrita para aqueles com doenças crônicas no fígado, ou nos rins, ou com uma inabilidade herdada para metabolizar aminoácidos, os blocos construtores das proteínas.

Usando os Alimentos para Prevenir Doenças

O uso de alimentos como uma prevenção geral é um tema intrigante. É verdade, muitas evidências de casos ("Eu fiz isto, e aquilo aconteceu") sugerem que comer alguns alimentos e evitar outros, pode aumentar ou diminuir o risco de algumas doenças sérias. Mas casos não são o mesmo que ciência. O indicador mais importante é a evidência de estudos científicos rastreando grupos de pessoas em dietas diferentes para ver como fatores tais como comer ou evitar gorduras, fibras, carnes, laticínios, sal e outros alimentos afetam o risco de doenças específicas.

Algumas vezes, os estudos mostram um efeito estranho (a gordura da carne aumenta o risco de câncer de cólon, laticínios integrais diminuem o risco). Algumas vezes, os estudos não mostram nenhum efeito. E algumas vezes — esta é a minha categoria favorita — eles mostram resultados inesperados. Por exemplo, em 1996, um estudo foi projetado para descobrir se uma dieta rica em selênio poderia reduzir o risco de câncer de pele. Após quatro anos, a resposta foi "Nada perceptível". Mas os cientistas se deram conta, por acidente, de que as pessoas que ingeriam alimentos ricos em selênio tinham um menor risco de câncer nos pulmões, mamas e na próstata. Naturalmente, os pesquisadores criaram outro estudo, que confirmou os resultados inesperados do primeiro estudo.

Os alimentos que fornecem um benefício à saúde além da nutrição básica foram batizados como "alimentos funcionais". As frutas e vegetais ricos em vitamina A são alimentos funcionais, pois previnem a cegueira noturna (a inabilidade para ver em ambientes com pouca luz) junto com benefícios como poucas calorias e gorduras. Um segundo tipo de alimento funcional é aquele criado para produzir um resultado médico específico, como um alimento que consegue entregar uma vacina.

Atacando doenças causadas por deficiências

O exemplo mais simples da habilidade dos alimentos para agir como medicina preventiva é a sua habilidade para afastar uma doença causada por deficiência, uma condição que ocorre quando não ingerimos quantidades suficientes de um nutriente específico. Por exemplo, aqueles privados de vitamina C desenvolvem o escorbuto, uma doença por deficiência de vitamina C. A característica identificadora de uma doença por deficiência é o fato de que a simples adição do nutriente faltante na dieta pode curá-la, o escorbuto desaparece quando comemos alimentos como frutas cítricas, ricas em vitamina C.

Lutando contra o câncer com alimentos

Realmente existe uma dieta anticâncer? Neste exato momento, a resposta parece ser um talvez. O problema é que o câncer não é uma doença, são muitas. Alguns alimentos parecem proteger contra cânceres específicos, mas nenhum parece proteger contra todos eles. Por exemplo:

- **Frutas e vegetais:** as plantas contêm algumas potenciais substâncias anticâncer, como os antioxidantes (substâncias químicas capazes de prevenir que fragmentos moleculares, chamados de radicais livres, se liguem entre si, formando compostos cancerígenos).
- **Alimentos ricos em fibra alimentar:** os seres humanos não conseguem digerir fibras alimentares, mas as bactérias amigas que moram no estômago conseguem. Ao ingerir fibras, as bactérias secretam ácidos graxos que parecem evitar que células se transformem em cânceres. Além disso, a fibra ajuda a acelerar a passagem dos alimentos pelo corpo, reduzindo a formação de compostos cancerígenos.
- **Alimentos com pouca gordura:** a gordura dietética parece aumentar a proliferação de vários tipos de células corporais, uma situação que pode levar a uma reprodução fora de controle das células conhecida como câncer. Mas nem todas as gorduras podem ser consideradas culpadas por igual.

Em vários estudos, a gordura da carne parece estar ligada a um risco aumentado de câncer de cólon, mas a gordura dos laticínios parece ser inocente. No final, a ligação entre a gordura dietética e o câncer ainda permanece no ar...

A *American Cancer Society Advisory Committee on Diet, Nutrition, and Cancer Prevention* (Comitê da Associação de Câncer de Aconselhamento sobre Dieta, Nutrição e Prevenção do Câncer) lançou um conjunto de guias de nutrição que mostram como usar os alimentos para reduzir os riscos de câncer. Estas são as recomendações da American Cancer Society:

- **Que a maioria dos alimentos seja de origem vegetal**. Coma cinco ou mais porções de frutas e vegetais todos os dias. Coma outros alimentos de origem vegetal como pães, cereais, grãos, arroz, massas ou feijão, várias vezes ao dia.
- **Limite a ingestão de alimentos ricos em gordura, em particular aqueles de fontes animais**. Escolha alimentos pobres em gorduras, limite o consumo de carnes, em especial carnes gordurosas.
- **Seja ativo fisicamente**. Alcance e mantenha um peso saudável. Seja ativo ao menos moderadamente durante 30 minutos ou mais na maioria dos dias da semana. Fique dentro da faixa do peso saudável.
- **Se beber álcool, beba com moderação**. O Capítulo 9 diz tudo: o consumo moderado significa não mais que uma dose por dia para as mulheres e duas doses para os homens.

CA-A Cancer Journal for Clinicians, November/December 1996

Voltando a ter uma pressão sanguínea saudável

Mais de 50 milhões de norte-americanos sofrem de pressão alta (também conhecida como hipertensão), um grande fator de risco para doenças cardíacas, derrames e insuficiências cardíacas e renais.

O tratamento tradicional para a hipertensão inclui remédios (alguns com efeitos colaterais desagradáveis), ingestão de sódio reduzida, redução de peso, álcool em moderação e exercícios regulares. Dados recentes do estudo da *National Heart, Lung, and Blood Institute* — NHLBI (Instituto Nacional do Coração, Pulmão e Sangue) "Dietary Approaches to Stop Hypertension" — DASH "Abordagens Alimentares para Acabar com a Hipertensão" oferecem fortes evidências de que a dieta que protege o coração e reduz o risco de algumas formas de câncer também pode ajudar a controlar a pressão sanguínea.

A dieta da DASH é rica em frutas e vegetais, além de laticínios desnatados. Nenhuma surpresa até então. Mas a dieta possui menos gorduras do que uma dieta comum pobre em gorduras. *As Diretrizes Alimentares do Departamento dos Serviços de Saúde e Humanos — USDA* recomenda que o consumo de gordura não ultrapasse 35% do total de calorias. A DASH afirma que não devemos almejar mais que 27%.

A diferença parece fazer uma grande diferença. A pressão sanguínea é medida em dois números assim: 130/80. O primeiro número é a pressão sistólica, a força exercida contra as paredes das artérias quando o coração bate e empurra o sangue para os vasos sanguíneos. O segundo e menor número é a pressão diastólica, a força exercida entre as batidas.

Vencendo o resfriado comum

Os cientistas sabem porque os adoçantes — açúcar branco, açúcar mascavo, mel, melado — acalmam uma inflamação de garganta. Todos os açúcares são demulcentes, substâncias que cobrem e amaciam membranas mucosas irritadas. Os limões não são doces e eles possuem menos vitamina C do que o suco de laranja, mas a popularidade de sua utilização em caso de resfriado, na forma de limonada quente (chá com limão e açúcar) e balas de limão não tem igual. Por quê? Porque o sabor ácido do limão chega até as papilas gustativas e torna os açúcares mais palatáveis. Além disso, o sabor azedo faz a saliva fluir, o que também amacia a garganta.

Os alimentos quentes como pimentas, raiz-forte (recém-ralada é o mais potente) e cebolas, contêm óleos de mostarda que irritam as membranas que cobrem o nariz e a boca e faz até mesmo os seus olhos lacrimejarem. Como resultado, é mais fácil assoar o nariz e tossir o muco.

Finalmente, está a cafeína, um verdadeiro benefício para os resfriados. Quando estamos doentes, o corpo acumula citocinas, substâncias químicas que carregam mensagens entre as células do sistema imunológico que lutam contra a infecção. Quando as citocinas se acumulam no tecido cerebral, ficamos sonolentos, o que explica porque nos sentimos apáticos quando estamos resfriados. É verdade, o descanso ajuda a acelerar o sistema imunológico e a lutar contra o resfriado, mas de vez em quando precisamos nos levantar. Como para trabalhar.

A cafeína presente em uma única xícara de café normal (ou uma xícara de descafeinado se, como eu, você não pode beber café) pode torná-lo mais alerta. A cafeína também é um elevador do humor e um vasoconstritor (uma substância química que ajuda a diminuir o inchaço, acalmando os vasos sanguíneos na cabeça). É por isso que ajuda a aliviar uma dor de cabeça. Quando estou com resfriado, uma xícara de expresso com toneladas de açúcar pode tornar a vida suportável. Mas nada é perfeito. Beber café pode intensificar os efeitos colaterais de remédios contra resfriados sem prescrição médica contendo descongestionantes e/ou cafeína, tornando algumas pessoas nervosas.

CUIDADO!

Leia os avisos e recomendações das embalagens antes de beber café com o remédio para resfriado. Os vasoconstritores reduzem o diâmetro de certos vasos sanguíneos e podem restringir uma circulação apropriada. Não dói verificar com o médico, também, se estiver tomando remédios para uma doença crônica, como pressão alta.

Alimentação para um Corpo e um Cérebro Melhor

As frutas cítricas são ricas em vitamina C, uma vitamina antioxidante que parece diminuir o desenvolvimento de cataratas. Os cereais fornecem fibras que podem acelerar o trato intestinal, contra a tendência natural de diminuição das contrações que movem os alimentos quando envelhecemos (é por esta razão que pessoas idosas têm mais tendência à constipação). A obtenção de calorias suficientes para manter um peso saudável ajuda a proteger contra as rugas. E, apesar de uma dieta com quantidades adequadas de gordura não prevenir totalmente a pele seca, ela fornece uma medida de proteção. Esta é uma razão pela qual todos os gurus das dietas, recomendam um pouco de gordura ou óleo todos os dias.

E agora uma palavra sobre a memória. Na verdade, duas palavras: dieta variada. Um estudo com 250 adultos saudáveis, com idades entre 60 e 94, na *University of New Mexico School of Medicine*, em 1983, demonstrou que pessoas que comiam uma variedade de alimentos nutritivos tinham um melhor desempenho em testes de memória e de pensamento. De acordo com o pesquisador Philip J. Garry, Ph. D., professor de patologia na *University of New Mexico School of Medicine*, hábitos alimentares saudáveis no geral parecem ser mais importantes do que qualquer alimento ou vitamina. Talvez, as pessoas com boa memória sejam apenas mais propensas a lembrarem que precisam de uma boa dieta.

Ou talvez realmente seja a comida. Em 1997, outra pesquisa, desta vez na Universidad Complutense (Madrid, Espanha), mostrou que mulheres e homens com idades entre 60 a 90 anos que ingeriam alimentos ricos em vitamina E, vitamina C, ácido fólico, fibra alimentar e carboidratos complexos tinham um melhor desempenho em testes cognitivos. Seriam as vitaminas antioxidantes? Uma dieta pobre em gorduras protege o cérebro? Ninguém sabe ao certo, mas pode ser que permanecer na velha dieta pobre em gorduras e rica em fibras enquanto envelhecemos possa ajudar a lembrar que precisamos manter a mesma dieta durante anos, anos e anos.

Servindo Remédios com o Jantar

As vacinas protegem ao introduzir uma substância chamada de antígeno no corpo. O antígeno — uma partícula de micróbio viva ou morta — provoca uma resposta imunológica em nós que faz com que os anticorpos lutem contra o antígeno. Esta reação produz uma inoculação em todos ao ensinar o corpo a como lutar contra um agente infeccioso específico, como o vírus da gripe. Se você for exposto mais tarde, já terá aprendido a lutar contra o bicho.

A maioria das vacinas modernas é injetável. Algumas, como a vacina contra a pólio, podem ser entregues em um cubo de açúcar. Outras podem ser inaladas. Mas durante 15 anos, Charles Arntzen, fundador do *Biodesing Institute* da *Arizona State University*, e seus colegas em todo o país têm trabalhado para criar "vacinas comestíveis": vacinas criadas através da engenharia genética, ao inserir o antígeno, um gene viral, nos alimentos.

Não em qualquer alimento. O calor destrói as vacinas, portanto, para obter os benefícios, teríamos que comer os alimentos crus. Até agora, os pesquisadores se concentraram em batatas, tomates e bananas, com ênfase nos últimos já que, vamos admitir, batatas cruas não são muito boas.

O alvo principal para as vacinas são doenças causadoras de diarreia, como o cólera e a E. coli, que matam mais de 2,5 milhões de crianças menores de 5 anos a cada ano. Outras possibilidades incluem o vírus Norovírus (Norwalk), que causou devastação em cruzeiros de férias, hepatite B, e HIV, o vírus que causa a AIDS.

Em testes com vacas, camundongos, coelhos, os antígenos contidos em folhas de tabaco, alfalfa, tomates e alface foram capazes de iniciar reações imunológicas contra doenças variadas, como antrax e resfriado comum. Em vários estudos em humanos aprovados pela FDA no *National Vaccine Information Center*, na *University of Maryland* e no *Roswell Park Cancer Institute* em Buffalo, Nova York, os voluntários humanos que ingeriram entre 100 gramas de batatas cruas contendo vacinas antidiarreia ou anti-hepatite mostraram uma resposta imunológica similar ao que poderíamos esperar de uma vacina injetável.

A maioria dos pesquisadores espera que as vacinas comestíveis para animais apareçam antes das vacinas comestíveis para humanos. Quando a versão para humanos chegar, os cientistas dizem que ela será barata, administrada sem agulha e sem médico.

Apenas não espere jogar algumas sementes pela janela e cultivá-los por conta própria. Por um lado, o alimento fresco possui um tempo curto para ser consumido. Você não poderá colocar a sua banana recheada de vacina na geladeira e usá-la algum dia daqui a seis meses. Em segundo lugar, a menos que a comida seja cultivada sob condições controladas, você não poderá ter certeza sobre a quantidade correta do antígeno protetor. Finalmente, ninguém quer que estes alimentos geneticamente modificados vazem para um fornecedor de alimentos gerais.

No final, os cientistas dizem bananas, tomates, batatas ou outros alimentos com vacinas provavelmente serão fatiados e cortados, congelados ou moídos e colocados em batatinhas ou em pílulas para fabricar um remédio estável que possa ser produzido com tecnologias básicas de agricultura e de processamento de alimentos disponíveis em qualquer lugar do mundo.

Sem agulhas, sem médicos, sem confusões. Isso sim é um remédio que qualquer mãe gostaria.

A Última Palavra em Alimentos Versus Remédios

Algumas vezes, uma pessoa com uma doença potencialmente fatal fica com medo dos efeitos colaterais ou pela falta de um padrão no tratamento médico. No desespero, ela pode recusar os remédios e se voltar para terapias dietéticas. Fazer isso pode ser prejudicial para a sua saúde já comprometida.

Nenhum médico de reputação nega os benefícios de uma dieta saudável para qualquer paciente em qualquer estágio de qualquer doença. Os alimentos não apenas sustentam o corpo, mas também podem levantar o espírito. Mas ainda que os alimentos e a dieta possam melhorar os efeitos de alguns remédios comuns, ninguém os considera como um substituto adequado e eficiente para (entre outros remédios):

- Antibióticos e outros remédios usados para combater infecções.
- Vacinas ou imunizações usadas para prevenir doenças transmissíveis.
- Remédios anticâncer.

CUIDADO!

Se o médico sugerir uma alteração na dieta para tornar o tratamento mais eficiente, seu cérebro lhe dirá: “Ei, isso faz sentido”. Mas se alguém sugerir dispensar o médico e se livrar dos remédios a favor da terapia alimentar exclusiva, preste atenção ao aviso natural, em sua cabeça. Você sabe que não existe almoço grátis e, até agora, nenhum alimento mágico.